全国中医药行业高等教育"十四五"创新教材

外科手术学实验教程

（供中医学、中西医临床医学、针灸推拿学、护理学等专业用）

主　审　周永坤

主　编　许振国

全国百佳图书出版单位

中国中医药出版社

·北　京·

图书在版编目（CIP）数据

外科手术学实验教程 / 许振国主编 . —北京：中国中医药出版社，
2023.4
全国中医药行业高等教育"十四五"创新教材
ISBN 978-7-5132-4357-5

Ⅰ . ①外… Ⅱ . ①许… Ⅲ . ①外科手术—实验—中医
学院—教材 Ⅳ . ① R61-33

中国国家版本馆 CIP 数据核字（2023）第 008148 号

中国中医药出版社出版
北京经济技术开发区科创十三街 31 号院二区 8 号楼
邮政编码　100176
传真　010-64405721
山东华立印务有限公司印刷
各地新华书店经销

开本 787×1092　1/16　印张 10　字数 222 千字
2023 年 4 月第 1 版　2023 年 4 月第 1 次印刷
书号　ISBN 978-7-5132-4357-5

定价　42.00 元
网址　www.cptcm.com

服 务 热 线　010-64405510
购 书 热 线　010-89535836
维 权 打 假　010-64405753

微信服务号　**zgzyycbs**
微商城网址　**https://kdt.im/LIdUGr**
官 方 微 博　**http://e.weibo.com/cptcm**
淘宝天猫网址　**http://zgzyycbs.tmall.com**

如有印装质量问题请与本社出版部联系（010-64405510）

全国中医药行业高等教育"十四五"创新教材

《外科手术学实验教程》编委会

编写说明

千里之行，始于足下。要成为合格的外科医师，除了要有扎实的基础知识、基本理论，还必须要有娴熟的基本技术。外科手术学实验的教学主要培养学生严格的无菌观念，训练学生的外科基本操作，树立学生密切合作的精神，是医学生从外科理论学习走上临床实践的桥梁。根据高等医学院校教学的要求，应重点培养医学生的临床技能，使之掌握临床常用的操作技术。编写团队基于加强外科手术学实验教学的目的，编写了本教材。

本教材的内容包括无菌术、常用的外科手术器械及其使用方法、手术基本操作、急救技术、换药技术等，旨在通过对这些内容的系统学习和正规训练，使学生对无菌观念有深入的理解，学会正确使用手术中的常用器械，熟练地掌握规范的外科手术基本操作以及这些操作本身所蕴含的医学原理，并了解外科手术学的国内外新进展，守正创新，为学生日后的临床学习和工作打下良好的基础。

本教材以文字叙述为主，配合大量的图解说明、重要的英文注释，使学生易于理解、掌握和查询。本教材的编写人员主要是山东中医药大学外科教研室长期从事临床教学工作的教师，他们为本教材的编写付出了很多努力。本教材第一章绪论、第三章外科手术器械及其使用方法、第四章手术基本操作技术、第七章换药技术由许振国编写，第二章无菌术由赵鲁夕编写，第五章清创术由王式鲁、王玉芝编写，第六章急救技术由赵鲁夕、杨悦编写。本教材图片由朱勇、李乐欣、徐保林等绘制。

本教材主要面向医学专业本科学生，对外科专业研究生、临床实习医师及规培医师也有很好的参考价值。受编者的临床经验和教学水平所限，加之编写时间仓促，书中存在疏漏甚或错误之处在所难免，为了有利于今后的教学，殷切希望使用本教材的各位师生提出宝贵意见，以便今后修订时进一步完善。

《外科手术学实验教程》编委会

2023 年 1 月

目 录

第一章 绪论 ……………………………… 1

第二章 无菌术 …………………………… 4

第一节 手术器械、物品、敷料的
灭菌法和消毒法 ………… 5
一、灭菌法 ……………………………… 5
二、消毒法 ……………………………… 6

第二节 手术人员和手术区域的
准备 ……………………… 7
一、实验内容 …………………………… 7
二、实验目的 …………………………… 7
三、实验材料和用品 …………………… 8
四、实验步骤方法 ……………………… 8

第三节 手术人员的组成和手术中的
无菌原则 ……………… 18
一、手术人员的组成 …………………… 18
二、手术人员的位置 …………………… 18
三、手术中的无菌原则 ………………… 19

第四节 手术室的布局、
设施及管理 …………… 20
一、手术室的布局与设施 ……………… 20
二、手术室的划区与配房 ……………… 20
三、手术间的分类与设备 ……………… 21
四、手术室的管理制度 ………………… 23

第三章 外科手术器械及其
使用方法 …………………… 24
一、一般外科手术器械及物品 ………… 24
二、手术缝合线 ………………………… 43
三、特种手术器械 ……………………… 46

第四章 手术基本操作技术 ………… 53
第一节 切开 …………………………… 53
一、切口分类 …………………………… 53
二、切口部位的选择 …………………… 53

三、切口的基本原则 …………………… 55
四、组织切开的注意事项 ……………… 55

第二节 止血 …………………………… 57
一、常用的止血方法 …………………… 57
二、止血方法的选择 …………………… 61

第三节 手术野显露 …………………… 64
一、麻醉 ………………………………… 64
二、体位 ………………………………… 64
三、牵开 ………………………………… 64
四、解剖剥离 …………………………… 66

第四节 打结 …………………………… 68
一、结的种类 …………………………… 68
二、打结递线 …………………………… 69
三、打结方法 …………………………… 70
四、注意事项 …………………………… 76

第五节 缝合 …………………………… 76
一、缝合原则 …………………………… 77
二、缝合的基本要领 …………………… 77
三、缝合方法 …………………………… 77
四、注意事项 …………………………… 80

第六节 剪线与拆线 …………………… 83
一、剪线 ………………………………… 83
二、拆线 ………………………………… 84

第七节 引流 …………………………… 85
一、引流的作用 ………………………… 85
二、应用指征 …………………………… 85
三、引流物的常用种类 ………………… 86
四、注意事项 …………………………… 86
五、负压封闭引流技术 ………………… 87

第八节 手术技巧 ……………………… 88

第五章 清创术 ………………………… 90
一、伤口的临床分类 …………………… 90
二、清创的目的 ………………………… 91

三、清创术的适应证及禁忌证 ········· 91
四、伤口的闭合 ······················· 91
五、组织损伤的处理原则 ············· 92
六、麻醉选择 ························· 93
七、清创术步骤 ······················· 93
八、清创术注意事项 ················· 95
九、术后处理 ························· 96
十、清创术动物实验 ················· 96

第六章　急救技术 ··············· 99
第一节　止血 ························· 103
一、出血量与症状 ··················· 103
二、出血性质的判断 ··············· 104
三、急救止血法 ····················· 104
第二节　包扎 ························· 107
一、绷带使用方法 ··················· 107
二、三角巾包扎法 ··················· 110
三、四头带包扎法 ··················· 110
第三节　固定 ························· 111
一、小夹板固定 ····················· 111
二、石膏绷带固定 ··················· 111
三、外展架固定 ····················· 112
四、几种骨折固定技术 ············· 113

五、固定注意事项 ··················· 115
第四节　搬运 ························· 115
一、对搬运转送患者的要求 ········· 115
二、常用的搬运方法 ··············· 116
三、搬运患者注意事项 ············· 118
第五节　心肺脑复苏 ··············· 118
一、心肺脑复苏步骤 ··············· 119
二、心肺复苏人体模型急救训练 ··· 126
第六节　简易呼吸器的使用 ········· 128
一、简易呼吸器 ····················· 128
二、使用简易呼吸器的目的 ········· 128
三、简易呼吸器的组成 ············· 129
四、适应证及禁忌证 ··············· 129
五、操作步骤 ························· 129
六、注意事项 ························· 130

第七章　外科换药 ··············· 133
一、概述 ····························· 133
二、伤口的分类与评估 ············· 134
三、换药用品 ························· 137
四、换药前的准备 ··················· 141
五、换药操作 ························· 142

主要参考书目 ····················· 152

第一章　绪论 ▷▷▷▷

外科手术学（operative surgery）是研究外科手术技能、方法、适应证、禁忌证和手术前后处理等外科手术理论及方法的一门学科，它与局部解剖学和外科学有着密切的联系。手术（operation）是运用手技和（或）器械在机体组织或（和）器官上进行切除、修补、重建或移植等治疗的操作技能，是外科治疗的重要方法。在明确诊断的前提下，正确地施行手术，常能在较短时间内解除患者的痛苦，达到治疗的目的。手术有时也作为检查诊断的方法，例如各种活检术与剖腹探查术等。近年来随着新技术的发展，许多新型仪器被用于外科手术治疗，如腹腔镜切除胆囊、激光手术治疗前列腺增生症、伽玛刀（或X刀、直线加速器）治疗颅内肿瘤、介入技术治疗心脑血管疾病及恶性肿瘤、机器人手术等。

手术是外科治疗中的重要环节，但不是唯一的方法。良好的手术治疗效果，不仅取决于手术方法、操作技术是否正确，而且与明确的诊断和适应证、良好的麻醉、细致的术前准备及术后处理息息相关。一个成功的手术，在治疗全过程中需要与药物、营养和其他治疗方法相配合。因此，必须正确认识手术与外科其他治疗的辩证关系，既要反对"外科就是手术"等手术至上的错误观点，又要充分肯定手术在外科治疗中的重要作用。

尽管临床上手术的种类繁多，手术的范围、大小以及复杂的程度也有很大差别，但是基本操作相同。消毒、切开、显露、分离、止血、打结、缝合、剪（拆）线、引流等都是手术的基本操作，也是做好手术的必要条件。外科手术学实验是学习外科基本知识、基本技能和基础理论的临床基础实验课程，是医学生从学习医学基础课过渡到临床课，乃至成为临床医师的重要桥梁课程。学好外科手术学实验，特别是熟练掌握无菌技术和手术基本操作，是判定学生在手术学学习中达到合格的重要标准，也是完成各临床学科相关内容实习的保证。本课程设置的内容也是执业医师考试及住院医师考核的基本内容与要点。

外科手术具有很强的实践性。各种手术均有一定的创伤性和危险性，不可能初学时就在患者身上练习，因此手术学实习的操作对象是动物。虽然手术的对象是动物，但要求操作者像对待患者一样，具有高度的责任感及严格的无菌技术，认真正确地执行每一个操作步骤，培养爱伤观念、科学的工作态度和严谨的工作作风，这样才能造就医德高尚、技术高超的临床医师。另外，实习和动物实验的时间和机会是有限的，学生不可能在实验课中完全学会和熟练掌握外科基本技术。因此，对于实验课的内容要课前预习，并充分利用课余时间反复练习，才能对外科手术的实际操作运用自如，减少失误，为今后的临床工作打下坚实的基础。

术者应具有灵敏的思维、果断的抉择及精确细腻的实施。俗话说外科医师要有鹰眼、狮心和女人手。鹰眼（eagle's eyes），即术者应具有敏锐的观察力，善于发现问题、解决问题。狮心（lion's heart），即术者应具有把握手术的胆识，能预测手术后的效果，拥有从容自信的心态。女人手（lady's hands），即术者应具有精湛的手术技巧，娴熟的技艺，精确、细致、轻柔的操作，使手术创伤减至最小。

术者的每一个操作几乎都离不开助手的配合，这直接关系到手术的进程和效果。心领神会的配合是术者与其助手长期同台磨合的结果。这种娴熟默契的配合不仅有利于顺利完成高质量的手术，还可以避免手术人员之间发生意外损伤。术者应熟练掌握手术的常规步骤，并及时给予助手以如何配合的暗示，不可一人包揽全部操作。助手应主动积极地领会术者的意图，适应其操作习惯，正确做好配合操作，不可随意发表意见，扰乱术者的思维、情绪，更不可代替术者操作。

术者在切割皮肤和皮下组织时，伤口出血，助手应立即用纱布压迫并持血管钳钳夹出血点。术者在做深部组织切开时，助手应及时用纱布或吸引器清理手术野，以便术者在直视下完成下一步操作。术者分离组织时，助手用血管钳或手术镊作对抗牵引，以便清楚地显露组织层次。术者在游离带有较大血管的网膜、系膜、韧带时，术者先用血管钳分离出要切断的血管，助手应持血管钳插入术者所持血管钳的对侧，用两钳夹住血管，术者在两钳之间将血管切断，然后将血管结扎。术者在缝合时，应将线尾递给助手抓住，助手应及时清理手术野，可用纱布擦拭，用吸引器清除渗血、渗液，充分显露缝合的组织，在缝针露出针头后应夹持固定在原处，避免缝针回缩，以便术者夹针、拔针。助手结扎时，术者轻轻提起血管钳，将夹持组织的尖端固定在原处，待助手抽紧缝线做第一个单结时才可撤去血管钳。遇张力较大时，术者还要帮助夹住近线结处，以免在做第二个单结时前一个单结松滑。术中的配合需要术者和其他参加手术人员灵活机动地进行。术者是手术小组的核心，助手的任何操作都不应影响术者的操作，因此助手的操作动作应在尽可能小的范围里进行，为术者提供充分的操作空间。

在经过严格实验训练后，手术人员要对技术的成熟程度进行自我判断或请指导者进行判断。技术成熟的判断，主要从四方面进行，即操作的"准、稳、快、细"。

一、准

准即准确，也含有准则的意思。首先，操作技术的应用要遵照一定的准则，优先考虑患者的安全，根据具体条件来选择合适的手术方案。例如，对于合并有弥漫性腹膜炎的溃疡病穿孔患者，在患者一般情况较差的条件下，简单的穿孔修补术应是首选。但如果病情允许，做彻底的手术（如胃大部切除术）则会更理想。若条件不具备，却一味追求新颖的大型手术，给患者增加痛苦，甚至危及生命，这是违背准则的。

其次，"准"的含义也体现在操作时的准确性，准确是指每一个动作要准确无误。解剖血管和神经，要求不能有半点误差，否则会出现大问题。例如，操作不准确时，剪线会把线结也剪下来，甚至剪破血管；钳夹止血时没有夹住出血点，会使组织遭到不应有的损伤，同时造成出血量的增多；做胃肠道浆肌层缝合时，针线缝穿黏膜等，都是操作不准确的表现。

二、稳

稳有平稳、稳妥的意思，首先体现"稳"的莫过于术者的手。如果术者连双手都颤抖了，就根本谈不上他的操作是平稳或稳妥的。如果不稳，"准"就更无从谈起。在临床中，由于操作不稳造成严重后果的例子并不少见，如剪破大血管、切断神经、缝线滑脱等。这些情况，对于一名医师来说，也许只是不足 1% 的概率，但对于一个患者来说，就意味着受到不应出现的损害，甚至会终生残疾或失去生命。

三、快

快主要是指动作迅速，没有多余的动作，这种"快"应与情绪急躁相区分。后者貌似迅速，实际上是自己在制造紧张气氛。最重要的是快而不乱，要做到这一点，必须对局部解剖熟悉，对病变情况了解，对整个操作程序做到心中有数，才能够从容不迫，循序渐进地操作，否则会快而乱、快而重复，乱和重复的动作只会使整个操作更慢。数量的差异可以体现节奏的快慢，有人在 1 分钟内打 60 个结，而有人只能打 20 个结，速度明显慢得多。打结必须扎实可靠，因此快的前提是"快而准，快而稳"。

四、细

细主要指仔细、精细。无论是解剖还是止血、缝合，如果在操作过程中不仔细，常常会出现意料之外的事情。许多术后并发症的发生与操作粗糙有着密切的关系，如剪断不该剪的组织、误将回肠代空肠与胃吻合、将纱布或器具遗留于腹腔中等，都是操作不细的表现。对于一些对操作精细程度要求特别严格的手术，如显微外科、整形外科、微创外科的手术等，更要注意细小的问题。

"细"要与谨小慎微有所区别，在一些步骤中踌躇不前，磨磨蹭蹭，反而会误事。作为一名外科医师，要有剑胆琴心的涵养，在不同的情况下要表现出不同的气质。一般来说，动作要麻利，又要能体现出精细的节奏。

以上四点，可以作为掌握外科技术的一种成熟标准。手术操作不是单纯的技巧，外科技术不是单纯的手术操作，而是建立在生理、解剖、生化、病理等基础上的一门修复人类形态机能的工程。

第二章　无菌术 ▷▷▷▷

微生物普遍存在于人体和周围环境中。在手术、穿刺、注射、插管、换药等过程中，如不采取一定措施，微生物即可通过直接接触、飞沫和空气等途径进入伤口，引起感染。轻者，可造成患者的痛苦，增加经济负担；重者，可造成终身残疾。眼科手术感染可造成失明，心脏、颅脑等手术感染则危及生命。因此，设法杜绝细菌进入伤口，防止伤口感染是极为重要的。无菌术（aseptic technique）即是针对感染来源所采取的一种预防措施，由灭菌法、抗菌法和一定的操作规则及管理制度所组成。

灭菌（sterilization）是指杀灭一切活的微生物，而消毒（disinfection）是指杀灭病原微生物和其他有害微生物，并不要求清除或杀灭所有微生物（如细菌芽孢等）。灭菌法（asepsis）一般是指预先用物理方法，彻底消灭与手术区或伤口接触的物品上所附带的微生物。有的化学品如甲醛、戊二醛、环氧乙烷等，能够杀灭一切微生物，故也可在灭菌法中应用。消毒法（antisepsis）又称抗菌法，常指应用化学方法来消灭微生物，例如器械、手术室空气、手术人员的手臂以及患者皮肤的消毒。

灭菌法所用的物理方法有高温、紫外线、电离辐射等，而以高温的应用最为普遍。手术器械和应用物品如手术衣、手术巾、纱布和盆、罐等都可用高温来灭菌。电离辐射主要用于药物如抗生素、激素、类固醇、维生素等，以及塑料注射器和缝线等的灭菌。紫外线可以杀灭悬浮在空气中、水中和附于物体表面的细菌、真菌、支原体和病毒等，但它不能辐射入食物和衣料、被服等纺织物，故一般常用于室内空气的灭菌。

抗菌法所用化学制剂的种类很多。理想的消毒药物应能杀灭细菌、芽孢、真菌等一切能引起感染的微生物而不损害正常组织，但目前尚无能够达到上述要求的药物。一般可根据要消毒的器械、物品等的性质，来选用不同的药物，以发挥药物的作用并减少其不良反应。

与灭菌有关的操作规则和管理制度则是防止已经灭菌和消毒的物品、已行无菌准备的手术人员或手术区再被污染，以免引起伤口感染的规定。如上呼吸道感染的人不能进行手术；进手术室必须更换手术室准备的清洁鞋、衣服、帽子、口罩；手术人员"洗手"后，不能再接触未消毒的物品；穿无菌衣和戴无菌手套后，背部、腰部以下和肩部以上为有菌区，不能接触；手术开始及结束时必须清点器械及敷料；手术参观人员不可太多，不能靠近手术者，尽量减少走动，以减少切口感染的机会。

第一节 手术器械、物品、敷料的灭菌法和消毒法

一、灭菌法

（一）高压蒸气灭菌法

高压蒸气灭菌法应用最普遍，效果可靠。高压蒸气灭菌器可分为下排气式和预真空式两类。目前国内多为下排气式灭菌器，由一个具有两层壁且耐高压的锅炉所构成，蒸气进入消毒室内，积聚而产生压力。蒸气的压力增高，温度也随之增高。蒸气压力为102.97～137.2kPa 时，温度可达121～126℃，维持30分钟，即能杀死包括具有顽强抵抗力的细菌芽孢在内的一切细菌，达到灭菌目的。

注意事项：①需要灭菌的各种包裹不应过大、过紧，灭菌包裹体积的上限为长40cm、宽30cm、高30cm，包扎不能过紧，不用绳扎。②放入灭菌器内的包裹，不要排得太密，下排气式蒸气灭菌器的装载量为柜室容积的10%～80%，预真空式蒸气灭菌器的装载量为柜室容积的5%～90%，以免妨碍蒸气透入，影响灭菌效果。③预置专用的包内及包外灭菌指示纸带，当压力及温度均达到灭菌要求时，包内灭菌指示卡由无色变为黑色，包外指示带出现黑色条纹。④易燃易爆物品如碘仿、苯类等，禁用高压蒸气灭菌法。锐利器械如刀、剪等不宜用此法灭菌，以免变钝。⑤瓶装液体灭菌时，要用玻璃纸和纱布包扎瓶口。如用橡皮塞的，应插入针头排气。⑥已灭菌的物品必须与未灭菌的物品分开放置，以免弄错。

高压蒸气灭菌法一般用于能耐受高温的物品，如金属器械、玻璃、搪瓷、敷料、橡胶类、药物等的灭菌。各类物品灭菌所需的时间、温度和压力不同，见表2-1。

表2-1 灭菌所需时间、温度和压力

物品种类	灭菌所需时间（min）	蒸气压力（kPa）	蒸气温度（℃）
橡胶类	15	104.0～107.9	121
敷料类	15～45	104.0～137.3	121～126
器械类	10	104.0～137.0	121～126
器皿类	15	104.0～137.0	121～126
瓶装溶液类	20～40	104.0～137.0	121～126

（二）煮沸灭菌法

常用的有煮沸灭菌器。一般铝锅洗去油脂后，也可作煮沸灭菌用。本法适用于金属器械、玻璃及橡胶类等物品的灭菌。物品在水中煮沸至100℃后，持续15～20分钟，即可杀灭一般细菌，但具有芽孢的细菌至少需要煮沸1小时才能杀灭。如在水中加碳酸氢钠，使之成为2% 碱性溶液，沸点可提高到105℃，灭菌时间缩短至10分钟，并可防止金属物品生锈。高原地区气压低、沸点低，故海拔高度每增高300m，一般应延长灭

菌时间 2 分钟。为了节省时间和保证灭菌质量，在高原地区可使用压力锅煮沸灭菌。压力锅的蒸气压力一般为 127.5kPa，锅内最高温度能达到 124℃左右，10 分钟即可灭菌。

注意事项：①物品必须完全浸没在水中，才能达到灭菌目的。②橡胶和丝线类应于水煮沸后放入，持续煮沸 15 分钟即可取出，以免煮沸过久影响质量。③玻璃类物品要用纱布包好，放入冷水中煮，以免骤热而破裂。注射器煮沸灭菌时，应拔出其内芯，用纱布包好针筒、内芯。④灭菌时间应从水煮沸后算起，如果中途加入其他物品，应重新计算时间。⑤煮沸器的锅盖应严密关闭，以保持沸水温度。

（三）火烧法

在紧急情况下，金属器械的灭菌可用此法。将器械放在搪瓷盆或金属盆中，倒入 95% 酒精少许，点火直接燃烧。此法常使锐利器械变钝、失去光泽，一般不宜应用。

（四）过氧化氢等离子体低温法

过氧化氢等离子体低温法是 20 世纪 90 年代面世的一项新型低温灭菌技术，其原理是在灭菌设备内激发产生辉光放电，以过氧化氢为介质，形成低温等离子体，发挥灭菌作用，用于导管、不耐高温的医疗器械的消毒。等离子体被认为是液态、气态、固态之外的第四种状态。过氧化氢作用浓度为 > 6mg/L，温度为 45 ~ 65℃，最短时间为 28 ~ 75 分钟。灭菌时器械绝对干燥、不能上油。

二、消毒法

（一）药液浸泡消毒法

常用于锐利器械、内腔镜等不适于热力灭菌的器械，可用化学药液浸泡消毒。常用的化学消毒剂有下列几种。

1. 0.1% 新洁尔灭溶液，浸泡时间为 30 分钟，常用于刀片、剪刀、缝针的消毒。0.1% 新洁尔灭溶液 1000mL 中加医用亚硝酸钠 5g，配成"防锈新洁尔灭溶液"，有防止金属器械生锈的作用。药液每周应更换 1 次。

2. 75% 酒精溶液，浸泡时间为 30 分钟，用途与新洁尔灭溶液相同。酒精应每周过滤，并核对浓度 1 次。

3. 10% 甲醛溶液，浸泡时间为 30 分钟，用于输尿管导管、塑料类、有机玻璃的消毒。

4. 2% 戊二醛水溶液，浸泡时间为 10 ~ 30 分钟，用途与新洁尔灭溶液相同，灭菌效果更好。

5. 0.1% 氯己定（洗必泰）溶液，浸泡时间为 30 分钟，抗菌作用较新洁尔灭强。

注意事项：①浸泡前，要擦净器械上的油脂。②要消毒的物品必须全部浸入溶液中。③有轴节的器械（如剪刀），轴节应张开。④管瓶类物品的内外均应浸泡在消毒液中。⑤使用前，需用灭菌盐水将药液冲洗干净，以免组织受到药液的损害。

（二）甲醛蒸气熏蒸法

应用口径24cm有蒸格的铝锅，蒸格下放一量杯，加入高锰酸钾2.5g，再加入40%甲醛（福尔马林）溶液5mL，蒸格上放丝线，熏蒸1小时，即可达到消毒目的，丝线不会变脆。

清洁、保管和处理：一切器械、敷料和用具在使用后，都必须经过一定的处理，才能重新进行消毒，供下次手术使用。其处理方法随物品种类、污染性质和程度而不同。金属器械、玻璃、搪瓷等物，在使用后都需用清水洗净，特别需注意沟、槽、轴节等处的去污，金属器械还需擦油防锈；各种橡胶管还需注意冲洗内腔，然后擦干。曾接触过脓液或 HbsAg 阳性，尤其是 HbeAg 阳性患者血液的手术用品，应单独处理（表2-2），然后用清水冲洗干净，擦干或晾干。

表 2-2　感染手术后，手套、敷料、器械等的处理

手术种类	敷料、手套的处理	器械的处理
化脓性感染手术后	0.1% 新洁尔灭溶液浸泡 1～2 小时	0.1% 新洁尔灭溶液清洗后，煮沸 10 分钟。锐利器械可浸泡 1～2 小时
绿脓杆菌感染手术后	0.1% 新洁尔灭溶液浸泡 2～3 小时	0.1% 新洁尔灭溶液浸泡 1～2 小时，煮沸 10 分钟。锐利器械可浸泡 2 小时
破伤风、气性坏疽手术后	0.1% 新洁尔灭溶液浸泡 4 小时	0.1% 新洁尔灭溶液浸泡 2 小时，煮沸 20 分钟。锐利器械可浸泡 4 小时
乙型肝炎抗原阳性患者手术后	2% 戊二醛水溶液或 0.2% 过氧乙酸溶液浸泡 1 小时	2% 戊二醛水溶液或 0.2% 过氧乙酸溶液浸泡 1 小时

（三）环氧乙烷熏蒸法

环氧乙烷是一种广谱消毒灭菌剂，可在常温下杀灭包括芽孢在内的各种微生物，其穿透性强，对手术器械损伤小，有完善的化学生物检测方法，可以有效控制灭菌质量，但其灭菌周期长，整个循环时间长，不能解决连台手术器械的灭菌问题。环氧乙烷属可疑致癌物质，并有易燃易爆的危险，需小心运输和存放。环氧乙烷用于导管、不耐高温的医疗器械的消毒时，熏蒸浓度要达到 $0.5～0.7kg/m^3$，温度 15℃以上，时间 12～48 小时。操作时防止吸入中毒。

第二节　手术人员和手术区域的准备

一、实验内容

1. 手术人员的术前准备。
2. 手术区域的准备。

二、实验目的

1. 掌握手术人员的术前准备，学会"洗手"、穿无菌衣、戴无菌手套等。

2．熟悉手术区域皮肤消毒及铺巾技术。

3．了解器械布置与传递，了解手术人员的工作职责、站位及换位法。

4．树立严格的无菌观念，掌握正确的无菌操作技术。

三、实验材料和用品

软毛刷，软皂及皂液，0.5%醋酸氯己定溶液，0.5%聚维酮碘（碘伏）溶液，擦手巾，泡手桶，手套，手术衣，手术巾，碘酊棉球，酒精棉球，无菌干棉球，人体模型等。

四、实验步骤方法

（一）手术人员术前准备

1．一般准备

在更衣室换穿手术室准备的清洁鞋和衣裤，戴好口罩及帽子。口罩要盖住鼻孔，帽子要盖住全部头发（图2-1）。剪短指甲，并除去甲缘下积垢。手臂皮肤破损有化脓感染时，不能参加手术。

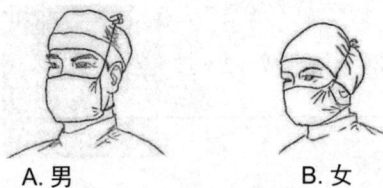

A. 男   B. 女

图 2-1　手术帽及口罩的戴法

2．手臂消毒法

人体皮肤表面存在着微生物群落，一部分存在于皮肤皱褶和毛孔等深部，称为常居菌落，主要包括凝固酶阴性葡萄球菌、棒状杆菌类、丙酸菌属、不动杆菌等，其不易被摩擦方式清除；另一部分为皮肤表面的暂居菌，多来自环境，松散附着于皮肤表面。手臂消毒法能清除皮肤表面几乎所有暂居菌和少部分常居细菌。

在手术过程中，深藏的常居菌可能逐渐移到皮肤表面，故在手臂消毒后，还要戴无菌手套和穿无菌手术衣，以防止这些细菌污染手术伤口。规范的手臂消毒可以清除或者杀灭暂居菌，减少常居菌。手臂消毒后监测的细菌菌落总数应≤5cfu/cm²。外科手消毒剂作用缓慢，但具有持续抗菌活性。

手臂的消毒包括清洁和消毒两个步骤：①清洁：先用皂液或洗手液，按"七步洗手法"彻底清洗手臂至肘上10cm，以去除皮肤表面各种污渍。②消毒：用消毒剂消毒手和前臂皮肤。目前常用的手消毒剂有聚维酮碘、氯己定、乙醇、异丙醇等。沿用多年的肥皂刷手法已逐渐被应用新型灭菌剂的刷手法所代替。后者刷洗手时间短，灭菌效果好，能保持较长时间的灭菌作用。目前手臂消毒常用的方法有刷洗法和免刷法。为减少毛刷对手术人员皮肤刺激，清毒方法多以免刷法为主。

（1）肥皂刷手法

1）洗手　用普通肥皂七步洗手法清洗双臂到肘上 10cm。

2）刷手　用无菌毛刷蘸肥皂水依次刷洗手指、掌、腕、前臂至肘上 10cm 处（由远及近，沿一个方向顺序刷洗），两臂交替刷洗，特别注意甲缘、甲沟、指蹼等处的刷洗。一次刷完后，用流动清水冲去手臂上的肥皂水（手指向上，肘部屈曲朝下，先冲手部，再冲前臂，最后冲上臂，使水流自手部流向肘部）。按上述方法刷洗 3 遍，每次刷手范围缩小 2cm，共约 10 分钟。冲洗后双手保持拱手姿势（勿低于肘、勿高于肩）。

3）擦手　用无菌小方巾，先擦干双手，之后对角折成三角形，将其底边放于腕部，顶角朝向手指方向，另一手拇指、食指、中指捏住两边角，并拉紧和旋转，逐渐向上移动至肘上 10cm，擦干一侧。翻转小方巾再擦干另一侧，注意擦过肘部的小方巾不可再接触手和前臂。

4）泡手　将手和前臂浸泡在 75% 酒精内 5 分钟。浸泡范围到肘上 6cm 处。也可用 0.1% 新洁尔灭（苯扎溴铵）代替酒精。洗手消毒完毕，保持拱手姿势，手臂不应下垂，也不可再接触未经消毒的物品。否则，即应重新洗手。

（2）聚维酮碘刷手法

1）洗手　流水湿润双臂后，取适量洗手液，按七步洗手法的顺序，仔细清洗双手、双臂至肘上 10cm。流水冲洗后，用干净一次性纸巾或干毛巾擦干。

2）刷手　用无菌软毛刷蘸取 0.5% 聚维酮碘刷手。刷手顺序采用三段法：先刷双手，顺序为指端、甲缘及两侧甲沟，再由拇指掌侧起逐渐到桡侧、背侧、尺侧、指蹼，依次刷完五指，继之刷手掌的掌面、背面；再刷双前臂；最后刷双上臂至肘上 6cm。刷手时间 3～5 分钟，要求用力适当，刷洗均匀，从手掌到上臂，交替逐渐上行，顺序不可逆转，不可留有空白区。刷手时间的安排并不是均匀分配，双手的用时要多一些。

3）擦手　同肥皂刷手法，逐渐向上移动至肘上 6cm。再用另一块无菌小方巾以同样的方法擦干对侧手和臂。注意毛巾的移动方向只能是从手到上臂，切忌相反。擦手是为了方便戴无菌手套。若时间允许，刷洗完后待聚维酮碘自然晾干，可在皮肤表面形成一层保护膜，更加有利于无菌操作。

（3）皮肤消毒剂（0.5% 醋酸氯己定）免刷洗手法

1）流水湿润双臂，取适量洗手液按七步洗手法的顺序，仔细清洗双手、双臂至肘上 10cm，时间 2～3 分钟。流水冲洗后，以干毛巾或纸巾擦干双手及双臂。涂抹、冲洗、擦干时均应以由远端到近端的顺序进行，切勿反复晃动冲洗或来回搓擦手臂。

2）左手五指并拢（以先涂左侧为例，反之亦同），掌指微屈成勺状，取 3～5mL 消毒剂于掌心，右手五指指尖并拢，浸于左手掌心消毒液内 5 秒后，右手旋转搓擦，将掌心内消毒液依次均匀涂抹于左手、左前臂至肘上 6cm。以同样的方法取 3～5mL 消毒剂于右手掌心，浸泡左手指尖 5 秒后，将消毒液涂抹至右手、前臂、肘上 6cm。

3）最后取 3～5mL 消毒剂于掌心，按七步洗手法的要求，揉搓消毒液至腕部，直至消毒液干燥。

刷手完毕后，双手保持在胸前，双肘成半屈位。消毒后的双手保持在高不过肩、低不过腰的位置。刷手后不可再接触非无菌的任何物品，如误触非无菌物品，必须重新刷手。

如果手术完毕，手套未破，连续施行另一手术时，可不用重新刷手，仅需用消毒剂或聚维酮碘涂擦手和前臂，再穿无菌手术衣和戴手套，但应采用下列更衣方法：先将手术衣自背部向前反折脱去，使手套的腕部随之翻转于手上，然后用右手扯下左手手套至手掌部，再以左手指脱去右手手套，最后用右手指在左手掌部推下左手手套。脱手套时，手套的外面不能接触皮肤。若前一次手术为污染手术，则连续施行手术前应重新洗手。

附：七步洗手法

采用流动水洗手，使双手充分湿润。取适量肥皂或者洗手液，均匀涂抹于整个手掌、手背、手指和指缝。认真揉搓双手至少15秒，应注意清洗双手所有皮肤，清洗指尖、指背和指缝（七步洗手法口诀：内、外、夹、弓、大、立、腕），具体揉搓步骤如下。

第一步（内）：洗手掌。掌心相对，手指并拢，相互揉搓3～5次。

第二步（外）：洗背侧指缝。掌心对手背，沿指缝相互揉搓，双手交换进行。

第三步（夹）：洗掌侧指缝。掌心相对，双手指交叉，指缝相互揉搓。

第四步（弓）：洗指背。弯曲各手指关节，半握拳，把指背放在另一手掌心旋转揉搓，双手交换进行。

第五步（大）：洗拇指。右手握住左手大拇指旋转揉搓，双手交换进行。

第六步（立）：洗指尖。将5个手指尖并拢放在另一掌心处旋转揉搓，双手交换进行。

第七步（腕）：洗手腕。右手握住左手腕部旋转揉搓，双手交换进行。

3. 穿无菌手术衣和戴手套的方法

目前多数医院都采用一次性无菌手套，也有用经高压蒸气灭菌的干手套，仅少数使用消毒液浸泡的湿手套。如用干手套，应先穿手术衣，后戴手套；如用湿手套，则应先戴手套，后穿手术衣。

（1）穿对开式无菌手术衣　从已打开的无菌衣包内取出无菌手术衣一件，在手术室内找一较空旷的地方面向手术室中心（也可在保证安全距离的情况下面向无菌台），先认出衣领，用双手提起衣领的两角，将手术衣轻轻抖开，注意勿将衣服外面对向自己或触碰到其他物品及地面。看准袖筒的入口，将衣服轻轻抛起，双手迅速同时伸入袖筒内，两臂前伸，由巡回护士协助穿上。然后稍弯腰，双手在前交叉提起腰带，由巡回护士在背后拉起腰带末端并协助系好腰带和后面的衣带（图2-2、图2-3）。

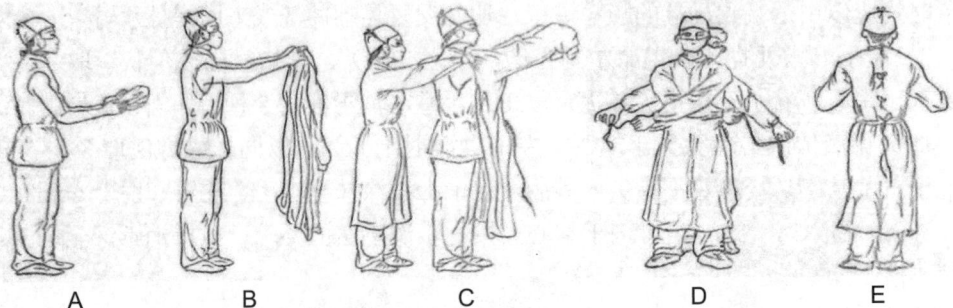

A　　　B　　　C　　　D　　　E

图2-2　穿手术衣步骤

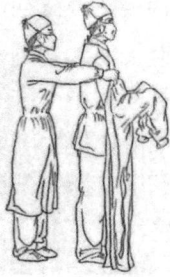

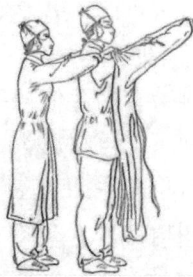

A. 双手过低手术衣触地　B. 双手举得过高，助手触及手术衣外面（应触手术衣里面）　C. 双手举得太高、分得太开，助手触及手术衣外面

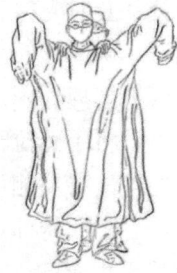

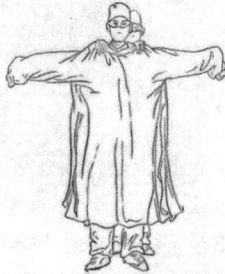

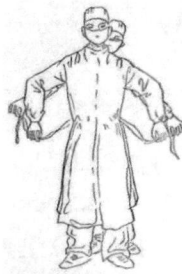

D. 双手张得太开，助手触及手术衣外面　E. 递腰带时，双手未交叉，张得太开

图 2-3　不正确的穿手术衣的姿势和方法

（2）穿包背式无菌手术衣　包背式无菌手术衣穿衣法基本同上，只是当术者穿上手术衣、戴好无菌手套后，将胸前系带解开，把右手系带交给器械护士（已戴无菌手套）拉住后，自己逆时针旋转一周，从器械护士手中接回腰带，重新在身体左侧系扎。包背式手术衣的后页盖住术者的身后部分，使其背后亦无菌（图 2-4）。

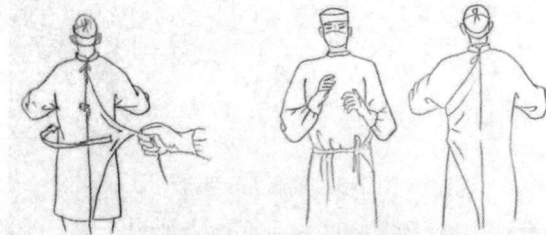

图 2-4　穿包背式无菌手术衣

（3）戴无菌手套　任何洗手法都不能使手保持绝对的无菌，故洗手后必须戴无菌手套才可进行手术。戴手套时应注意：没有戴无菌手套的手，只允许接触手套套口的向外翻折部分（清洁面），不应碰到手套外面（无菌面）。戴手套过程中，手套无菌面（即接触患者的一面）与清洁面（即接触自己手的一面）不可接触。手套有各种不同的号码（6 号、6.5 号、7 号、7.5 号、8 号），根据手的大小选择合适的手套。

1）戴一次性使用无菌手套法　穿好无菌手术衣后，由巡回护士将合适大小的手套，按无菌要求将外包装打开，操作者捏住已打开手套的无菌部分，将手套包从外包装内抽出，一手平托，把手套包摊开，捏住手套翻折部，将左右手套拇指与拇指对合后提起，手套包投进医疗垃圾桶中。取手套时只能捏住手套套口翻折部，不能用手接触手套的外表面。戴手套时先检查左右手套位置是否正确，若左右手套拇指相对且指向身体朝向方向则确认正确。提住手套翻折部，使左手四指伸入左侧手套中，左手拇指伸入右侧手套中，将两手套捏合固定。右手插入右侧手套内并使各手指插入手套的相应的指节末端，借左手力量将手套拉至覆盖右手掌部即可。再将已戴手套的右手四指插入左侧手套套口翻折部之下，将左侧手套撑起，然后再将左手插入左侧手套内，将手套套口翻折部翻下并包盖于手术衣的袖口上。最后左手四指再伸入右侧手套套口翻折部之下，将右手手套套口包盖手术衣的袖口后，操作完成（图 2-5）。用无菌盐水冲净手套外面的滑石粉，同时检查手套有无破损渗液。

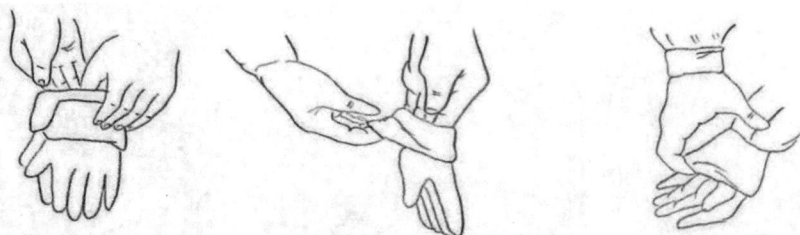

A. 先将右手插入手套内　B. 已戴好手套右手指插入左手套的翻折部，　C. 将手套翻折部翻回

帮助左手插入手套内　　　　　　盖住手术衣袖口

图 2-5　戴干无菌手套

2）戴湿无菌手套法　手套内要先盛放适量的无菌水，使手套撑开，便于戴上。戴好手套后，将手腕部向上举起，使水顺前臂沿肘流下，再穿手术衣（图 2-6）。

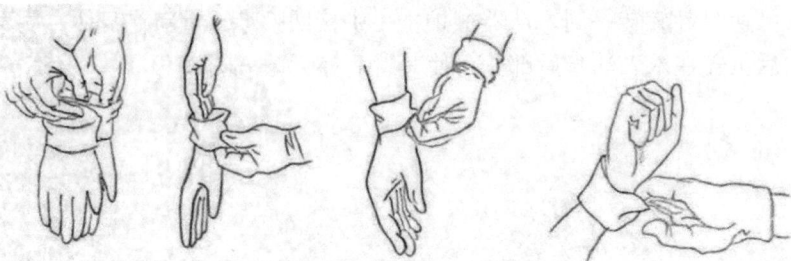

图 2-6　戴湿无菌手套

3）无接触式戴手套法　穿无菌衣时，手不伸出袖口，隔衣袖将手套皮打开，取其中一只（以先戴右手为例），右手掌面朝上，手藏于袖口内。左手隔衣袖将右手手套取出，放于右手袖口处（手套五指指向身体方向，拇指侧朝向掌面，翻折边与袖口平齐），拉动手套翻折面，使手套包住袖口，右手五指顺势伸入手套内。以同样的方法戴左侧手套。

（二）患者手术区的准备

患者上手术台后，必须再次核对患者身份和所施手术的种类，病变的部位是在左侧还是右侧等，无误后进行下述准备工作。

1. 手术患者的体位

体位是指患者在手术台上的姿势。应根据具体的手术选择不同的体位，如腹部手术常用平卧位，脊柱后路手术用俯卧位，会阴部手术选截石位等（图2-7）。总的安置原则如下：①患者要安全舒适，骨性突出处要衬海绵或软垫，以防压伤。②手术部位应得到充分显露，并利于术者操作。③呼吸道要通畅，呼吸运动不能受限。④大血管不能受压，以免影响组织供血和静脉回流，如肢体需固定时要加软垫，不可过紧。⑤重要的神经不能受压或牵拉损伤，如上肢外展不得超过90°，以免损伤臂丛神经。下肢要保护腓总神经不受压。俯卧位时小腿要垫高，使足尖自然下垂。

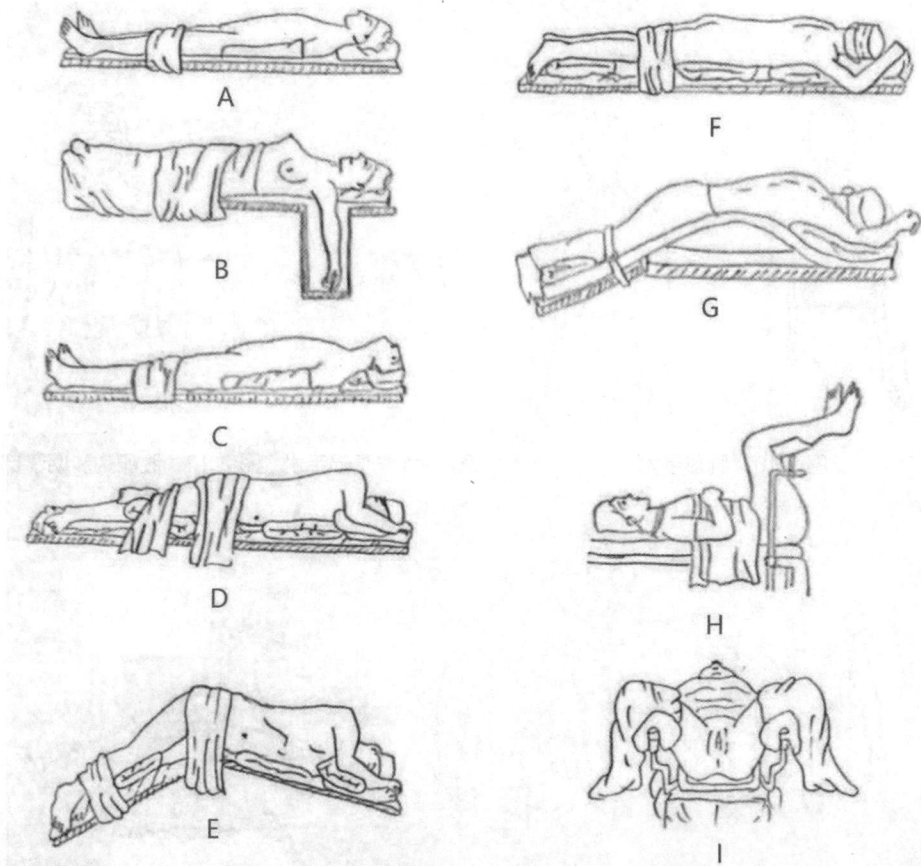

A. 水平仰卧位；B. 乳房手术平卧位；C. 颈仰卧位；D. 胸部手术侧卧位；
E. 肾手术侧卧位；F. 俯卧位；G. 腰椎手术俯卧位；H.I. 膀胱截石位

图2-7 常用的手术体位

2. 手术区皮肤消毒方法

任何手术都在患者一定区域的皮肤（或黏膜）内进行，为了防止皮肤表面的细菌进入手术创口内，手术区的皮肤一定要经过严格的消毒。

（1）备皮及消毒范围 手术区皮肤术前要洗净、剃毛，如皮肤上有较多油脂或胶带的残迹，可先用汽油或乙醚拭去。消毒范围应至少包括手术切口周围15cm的皮肤区域。如手术时有延长切口的可能，则应适当扩大消毒范围。不同手术部位的皮肤消毒范围各异（图2-8～图2-15）。

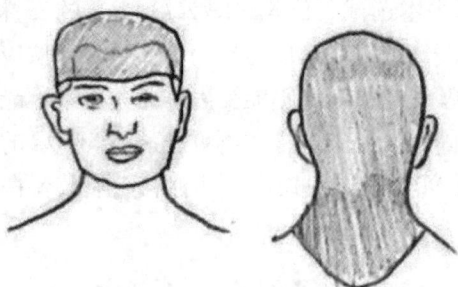

图 2-8　颅脑手术　　　　　　　　　　图 2-9　颈部手术

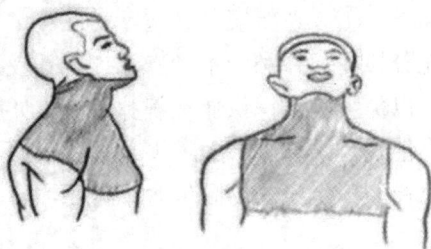

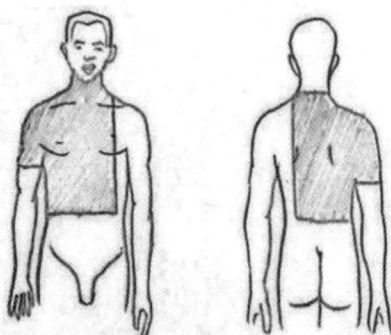

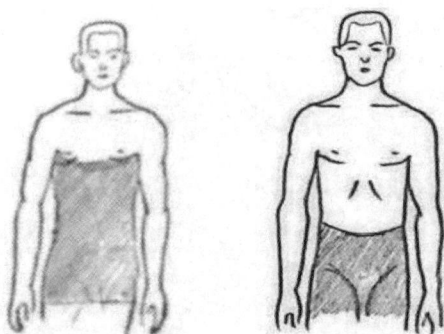

图 2-10　胸部手术　　　　图 2-11　腹部手术　图 2-12　腹股沟和阴囊部手术

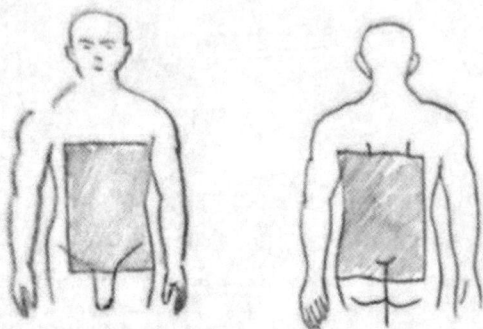

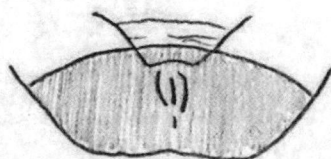

图 2-13　肾部手术　　　　　　　图 2-14　会阴部和肛门部手术

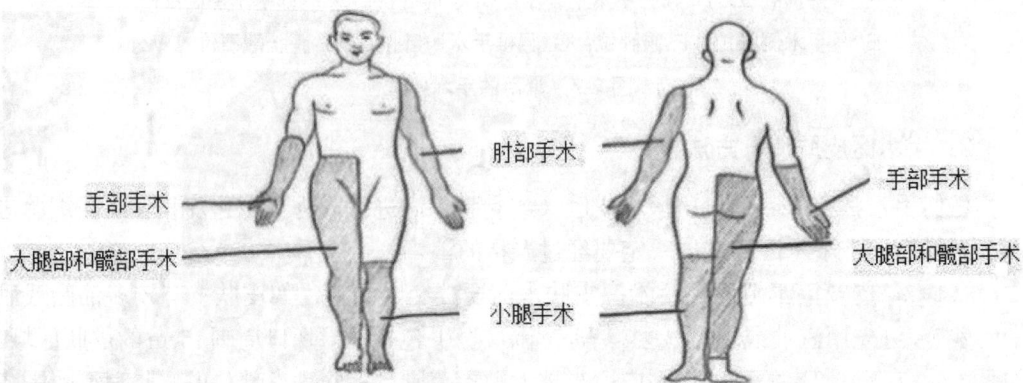

肘部手术

手部手术

大腿部和髋部手术

小腿手术

手部手术

大腿部和髋部手术

A

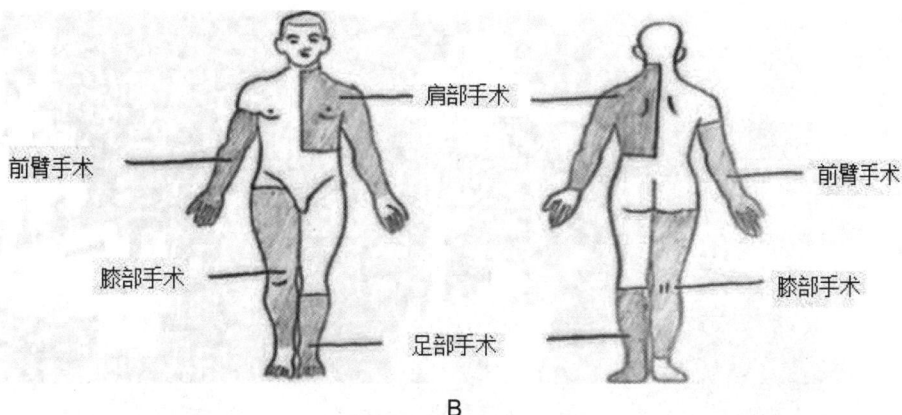

肩部手术

前臂手术

膝部手术

足部手术

前臂手术

膝部手术

B

图 2-15 四肢手术

（2）消毒顺序 消毒原则为由清洁区向相对不清洁区消毒。如系无菌手术，消毒液应自手术区中心部（切口处）向四周涂擦。但肛门处手术与感染创口的手术，皮肤消毒顺序则与之相反。目前常用 2.5% 碘酊棉球和 75% 酒精棉球消毒手术区的皮肤。先用碘酊消毒，待碘酊干后再用酒精脱碘。

（3）腹部手术皮肤消毒方法 先用 2.5% 碘酊棉球自上而下涂抹手术切口区域，然后向手术切口两侧自上而下对称地涂抹，最后涂抹手术区外周皮肤。以同样方法再用碘酊棉球涂擦两次。下一次的涂擦面积小于上一次。待碘酊干后，再用 75% 酒精棉球以同样的操作方法脱碘 3 次。

（4）消毒的注意事项 ①酒精涂抹范围开始应在碘酊所涂范围之内，最后涂至外围部位并超过碘渍。②已经涂过外周部位的纱布（或棉球）不要再返回中心区域，涂抹时不要留空白点。③因碘酊烧灼力强，对于皮肤稚嫩的小儿，手术区皮肤消毒不能用碘酊。④肛门、会阴与黏膜部位的术区消毒（如口腔、眼睛、阴道、尿道外口、阴茎及阴囊等处）不能用碘酊。⑤不能用碘酊消毒的术区皮肤，可用 0.5% 洗必泰醇（70%）溶液或 0.1% 新洁尔灭溶液消毒，方法同上，但不需再用酒精脱碘。也可用 0.75% 吡咯烷酮碘消毒，此药刺激性小，作用持久。在植皮时，供皮区的消毒可用酒精涂擦 2 ~ 3 次。

3. 铺无菌布单

手术区消毒后，铺无菌布单（图 2-16）。铺盖无菌布单的目的是遮盖住除手术切口必须显露的皮肤区以外的其他部位，以避免和尽量减少手术中的污染。也可在手术区的皮肤上粘贴无菌塑料薄膜（护皮膜），切开后薄膜仍黏附在伤口边缘，可防止皮肤常存细菌在术中进入伤口。小手术仅盖一块洞巾即可，较大手术须铺盖无菌巾和其他必要的布单等。铺无菌布单的原则是除手术野外，至少要有两层无菌布单遮盖。

一般的铺巾方法是用四块无菌巾，每块的一边双折少许，掩盖手术切口周围，每侧铺盖一块无菌巾。铺单的原则是先遮盖"脏"处，再盖"干净"处。不同手术部位铺单的方法不一，通常先铺操作者的对面，或铺相对不洁区（如会阴部、下腹部），最后铺靠近操作者的一侧。以腹部手术为例，总共铺三层巾单，第一层铺四块无菌巾，第二层铺二条中单，第三层铺大单。

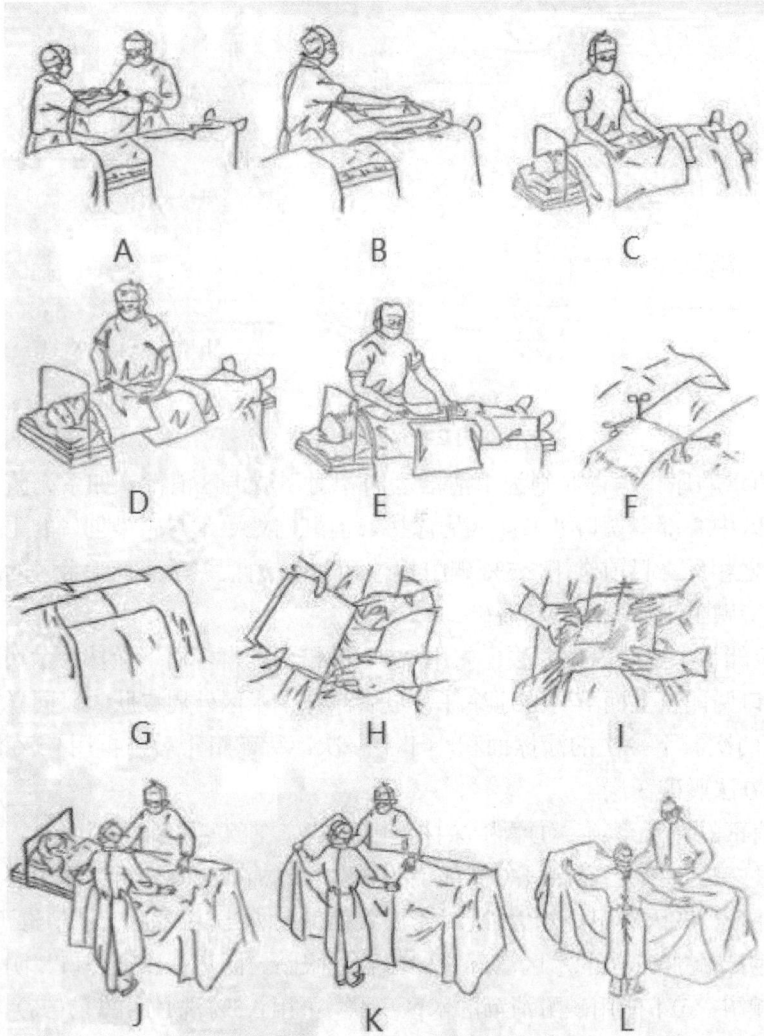

A. 护士传递第一块无菌巾；B. 第一块无菌巾盖住切口的下方；C. 第二块无菌巾盖住切口的对侧；
D. 第三块无菌巾盖住切口的上方；E. 第四块无菌巾盖住切口的助手贴身侧；F. 巾钳夹住无菌巾；
G.H.I. 或粘贴护皮膜，覆盖切口；J.K. 切口下、上各铺中单一条；L. 铺大单

图 2-16　腹部手术的无菌巾单铺放

（1）四块无菌巾的铺序　第一块先铺盖下方，第二块铺盖对侧，第三块铺盖上方，第四块铺自己所站位的一侧。无菌巾遮盖处距切口约 2cm。铺无菌巾的方法是先将无菌巾的一边折叠四分之一，然后铺于切口四周，使褶边对向手术切口，用巾钳夹住无菌巾围成的四边孔的交角处（或粘贴护皮膜），以防止移动。无菌巾铺下后，不可随便移动，如位置不准确，只能由手术区向外移，而不应向内移动。如已穿好无菌手术衣、戴好无菌手套，则第一块先铺盖自己所站位的一侧，第二块铺盖下方，第三块铺盖上方，第四块铺对侧。

（2）铺中单的方法　由已穿好无菌手术衣、戴好手套的手术人员共同执行。先铺下方，后铺上方。

（3）铺大单　由铺中单的手术人员执行，将大单的孔对准手术切口，然后先将大单向手术台两侧展开，再向手术台两端展开。大单边缘应将戴无菌手套的手包绕，以防手被污染。大单的头端应盖过麻醉架，两侧和足端部应垂下超过手术台边 30cm。

（4）因手术台面以下被视为有菌区域，铺单时双手应保持在手术台面以上进行。

（三）手术器械的布置

1. 无菌器械台的准备

手术开始前，巡回护士将无菌布类包放在器械台上，先打开外面的双层包布，再打开手术器械包。器械护士应先洗手、穿手术衣、戴手套，依序进行器械台的布置。先铺好器械托盘上的无菌治疗巾，再布置器械台，将各种器械、缝线、敷料和其他无菌用具整齐地摆好，摆法无严格统一规定，原则上按手术的程序需要分类布置。布置无菌器械台时应注意：

（1）严格分清无菌与有菌的界限，凡无菌物品一经接触有菌物品后即为污染，不得再作为无菌物品使用。

（2）器械台面和手术台面以下为有菌区，凡器械脱落至台面以下，即使未曾着地亦不可再用，缝线自台面垂下部分，亦作已污染处理。

（3）保持无菌布类干燥。铺无菌巾单时，器械台与手术切口周围应存四层以上。

（4）保持台面干燥整洁，器械安放有条不紊。用过的器械必须及时收回、揩净，安放在一定的位置，排列整齐。暂时不用的器械置于器械台的一角，不要混杂。

2. 器械托盘的准备

器械托盘上的器械布设，应在全部无菌巾铺好后进行。托盘上只放手术中随时应用的器械用物，并随手术进程随时更换，具体布置方法以顺手便于取用、利于加速传递为原则。

3. 器械传递法

器械护士应熟悉手术步骤，术中密切观察手术进程，注视手术的具体步骤，预见到每一操作中需用的器械、敷料，做好准备，迅速而及时地将要用的器械、纱布、盐水垫等传递给手术人员，做到主动配合、协调，以提高手术效率。

传递器械时应将器械握持的一端递给手术者，并用器械轻击手术者的手掌，同时需注意无菌操作，勿离台面过高，不要超过肩部，尤其不应从手术人员背后传递。需要递给第二助手时，可以从手术者的臂下通过，而不应跨越手术区，以免妨碍手术者的操作和视线。

（四）无菌物品的拿取

在手术室内取拿无菌物品时应注意下列无菌技术操作。

1. 拿取无菌物品时，必须用无菌钳（镊）夹取，禁用手直接拿取。

2. 揭开无菌敷料缸 / 桶的盖子取物后，应立即盖好，并注意勿污染盖子的内面。

3. 无菌物品、敷料等自容器取出后，不论是否使用过，都不应再放回原容器内。

4. 无菌物品接触有菌物品后不许再使用，需重新消毒灭菌后再用。

5. 在打开各种无菌手术包时，只能用手接触外层包布的外表面，不能接触其内表面，也不能接触到内层包布。

第三节　手术人员的组成和手术中的无菌原则

一、手术人员的组成

手术组人员一般由 4 ～ 7 人组成，即手术者、第一助手、第二助手、第三助手、器械护士、麻醉医师和巡回护士。人员职责如下。

1. **手术者**　手术过程的主要责任者，负责指挥和组织手术人员完成全部手术过程。预先检查需用的特殊器械是否备齐，观察患者在术中的病情变化，并根据手术情况采取相应措施，指导制订手术后注意事项，书写手术记录。

2. **第一助手**　核对患者姓名与手术部位有无差错，审核手术器械，负责手术区皮肤消毒及铺巾，协助完成手术野的显露、止血、缝合及结扎。手术者若因故不能完成手术时，需代为负责完成或依据情况更换手术者。负责书写术后医嘱。

3. **第二、三助手**　负责显露手术野，协助拭血、剪线及清理手术区域。术后负责处理标本，填写病理申请单，护送患者回病房。

4. **器械护士**　最先洗手，穿手术衣、戴无菌手套，负责准备好所需器械和用品，并清点数目。术中供给和清理所需的器械及敷料，术后再行核对，严防错误。术中负责保管好标本。手术完毕后将器械及用品洗净，放归原处。

5. **麻醉医师**　负责患者的麻醉和观察患者在手术中的变化和情况，如测量和记录血压、脉搏、呼吸及各项监测结果。患者如有病情变化，应立即报告手术者，并及时处理。术中负责患者的输血、输液、用药等。填写麻醉记录单。术后伴送全麻患者回病室并与病室医护人员做好交接工作，交待术后注意事项。

6. **巡回护士**　负责供给手术台上所需用品，帮助手术人员穿手术衣，打开手术包，协助输液、输血，调整灯光照明，核对与记录器械、敷料数目等，同时还负责手术室内外的联系与沟通。

二、手术人员的位置

手术人员的位置取决于手术种类、手术部位和患者体位。一般在上腹部手术中，手术人员所采取的位置如下：手术者在患者右侧，第一助手在术者的对侧，第二助手在术者的左侧，第三助手在第一助手的左侧，器械护士在手术者的右侧，麻醉医师在患者的头端。盆腔手术中，手术人员所采取的位置与上腹部手术的位置相反。手术者进行手术时一般采取站立位，在特殊部位如肛门、会阴等处手术时可取坐位。手术中有时须根据需要调换手术人员的位置，以利于手术的进行。

三、手术中的无菌原则

在手术过程中，虽然器械和物品都已灭菌、消毒，手术人员也已洗手、消毒、穿戴无菌手术衣和手套，手术区又已消毒和铺盖无菌布单，为手术提供了一个无菌操作环境。但是，如果在手术中没有一定的规章来保持这种无菌环境，则已经灭菌和消毒的物品或手术区域仍有受到污染和引起伤口感染的可能，有时可能导致手术失败，甚至影响患者的生命安全。无菌操作规则是所有参加手术的人员必须认真执行的规则，如发现有人违反时，必须立刻纠正。无菌操作规则包括以下几方面。

1. 手术人员一经"洗手"，手臂即不准再接触未经消毒的物品。穿无菌手术衣和戴无菌手套后，背部、腰部以下和肩部以上都应认为是有菌地带，不能接触。同样，手术台边缘以下的布单，也不能接触。

2. 不可在手术人员的背后传递器械及手术用品。坠落到无菌巾或手术台边以外的器械物品，不准拾回再用。

3. 手术中如手套破损或接触到有菌区域，应更换无菌手套。前臂或肘部如碰触有菌区域，应更换无菌手术衣或以无菌护皮膜覆盖。无菌巾、布单等物如已湿透，其无菌隔离作用不再完整，应加盖干的无菌单。

4. 在手术过程中，手术者需要同侧换位时，换位人员应将双手置于胸前，助手后退一步，向外侧转身180°后，与换位人员背对背移动到既定位置，向外侧转身回到手术台边。对侧换位时，应绕过器械台侧，面对无菌器械台，再站到既定的位置，以防止污染。手术人员在手术进行时如非必要和允许，不得擅自离开手术台。

5. 手术开始前，要清点器械、敷料。手术结束时，要检查胸、腹等体腔，核对器械、敷料数量无误后，才能关闭切口，以免异物遗留腔内，造成严重后果。

6. 切口边缘应以大纱布垫或手术巾遮盖，并用巾钳或缝线固定，仅显露手术切口。目前术中常用医用外科切口手术保护膜（护皮膜），是一种透明、自粘式的聚氨酯薄膜，用于手术部位的保护，防止交叉感染，并可用于固定手术巾。

7. 做皮肤切口以及缝合皮肤之前，需用75%酒精棉球再涂擦消毒皮肤。

8. 切开空腔脏器前，要先用无菌纱布垫保护周围组织，以防止或减少污染。

9. 参观手术人员不可太靠近手术人员或站得太高，也不可经常在室内走动，以减少污染的机会。

一台成功的手术，是全体手术人员团结合作、协同配合的结果。各手术人员必须从关心患者、保证手术质量出发，同心协力，恪尽职守，认真执行无菌操作规则，发挥集体的力量和才智，正确实施手术操作，及时研究处理手术中发生的各种情况和问题，保证手术的圆满成功。

第四节　手术室的布局、设施及管理

现代手术室应具备手术治疗、预防院内交叉感染、教学和科学研究的综合功能。在手术室的总体设计上，要求选址、布局要合理，建筑规模要与医院相适应，要有示教和科研的场所与设施。随着现代科技的进步，洁净手术部和洁净手术室已在国内医院相继建成并投入使用，为手术治疗质量的提高和医学事业的发展提供了有利的条件和保障。

一、手术室的布局与设施

手术室位置的选择要满足安静、清洁、便于与其他科室往来、便于接送患者等要求。在低层建筑的医院，手术室应选在建筑的一侧，在高层建筑的医院，宜选在楼房的顶层。在相邻关系上，手术室应靠近输血科、病理科、影像科、实验诊断科等，以便工作联系。手术室应远离嘈杂、不洁的环境与设施，以减少噪声，避免污染。

手术室的建筑结构、设施和用具的材质应坚固、耐清洗，地面以瓷砖或水磨石为佳，要有一定的倾斜度并设有排水地漏。墙壁在可以接触到的部分用瓷砖铺贴或喷涂料，以便清洁与消毒。地角、墙角和墙壁与屋顶相接处应装修成弧形，防止灰尘附着积聚，利于冲刷。窗户应安置双层玻璃和细纱窗，保持密闭性。

手术室应备有发电装置，便于停电时保持照明和电器设备的正常运转，不致影响手术的进行。

为保持手术室的安静，应将噪声控制在 45dB 以下。为此，手术室在建筑结构上应采用防震和消音设施，并应用减震器和消音器以减小有关设备使用的噪声。

为便于手术室内、外的通讯联系，手术室内应设置对讲系统。闭路电视设施有利于病情传达、医院管理和开展教学工作。为预防麻醉气体点燃意外，除换气通风外，所有电源设备均应采用暗式结构，以免产生电火花。手术室内应安装消火栓，备有灭火器。

二、手术室的划区与配房

手术室须严格划分为三个区域和三个通道。即限制区（无菌手术间）、半限制区（污染手术间）和非限制区。三个通道即病人的通道、工作人员的专用通道、污物通道（图 2-17）。限制区包括无菌手术间、洗手间、无菌室、贮药室等。半限制区包括急诊手术间或污染手术间、器械敷料准备室、麻醉准备室、消毒室。非限制区设更衣室、石膏室、标本间、污物处理间、麻醉复苏室和护士办公室、医护人员休息室、餐厅、手术病人家属休息室等。三区分隔开的设计有二：一是将限制区与半限制区分设在不同楼层，这种设计可彻底进行卫生学隔离，但需要两套设施，并增加工作人员，管理不便；二是在同一楼层的不同段设限制区和非限制区，中间由半限制区过渡，设备共用，这种设计管理较为方便。

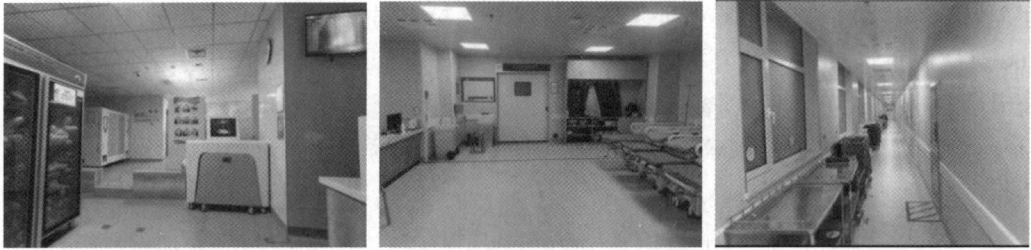

A. 工作人员的专用通道　　　B. 病人的通道　　　C. 污物通道

图 2-17　手术室通道

手术室内手术间的数量根据医院的床位数量以及患者周转情况而定，一般每百张床位设 3～4 个手术间为宜。手术间的面积一般以 25～40m² 为宜，过小易造成拥挤和接触污染，过大则人员流动多，亦增加污染机会。每个手术间设置一张手术台，避免在一个手术间内同时进行两位以上患者的手术。

洗手间应与手术间相连，宜安装弹簧双向开闭式门扇。门要够大，便于出入和防止触碰污染。在附属用房中一般设有器械室、敷料室、麻醉室、消毒室和污物间等。

手术室根据功能流程及无菌要求布局，设有工作人员出入路线、患者出入路线、器械敷料循环供求路线。三条路线相互隔离，避免交叉感染。手术室的通道设计应符合避免污染、出入方便和便于平车通过等原则。污物通过的路线更应严格设计和配置。

较先进的手术室净化无菌区的入口处装有电动门与风淋室，工作人员通过换鞋区、更衣区后须经风淋室清洁后才能进入净化无菌区。

三、手术间的分类与设备

（一）洁净手术室标准及手术间的分类

洁净手术室建设属于医院建筑和采暖通风技术专业领域，我国在此方面已经建立了许多国家标准和规范。最新洁净手术室标准是住房和城乡建设部颁布实施的 GB 50333-2013《医院洁净手术部建筑技术规范》。新的规范对洁净手术室的定义、组成、洁净等级、洁净方法、建筑设计、技术指标、施工和验收都进行了严格的规定和要求，对手术室的医用气体、配电、给排水和消防，甚至洁净手术室内的基本设施装备（如无影灯、手术床、观片灯、对讲电话等）也都做了详细的规定。根据规范，按手术有菌或无菌的程度，手术间划分成特别洁净、标准洁净、一般洁净和准洁净手术室 4 类（表 2-3）。

表 2-3　手术间划分的等级

等级	手术室名称	级别（级）	适用手术类型
I	特别洁净手术室	100	关节置换、器官移植、心脏等外科手术
II	标准洁净手术室	1000	胸、腹、骨、肝胆胰、整形等手术
III	一般洁净手术室	10000	普通外科、妇产科等手术
IV	准洁净手术室	30 万	肠穿孔、腹膜炎、结核性脓肿等手术

手术室洁净度级别基本上是按照美国宇航局分类标准对无菌手术室进行分类的。例如100 级层流手术室的标准为每立方英尺空气中大于 0.5μm 的尘粒数应小于 100 个，或每升空气小于 3.5 个，我国标准规定为小于 3500 个 / 立方米；1000 级为每立方英尺空气中大于 0.5μm 的尘粒数应小于 1000 个，或每立方米空气中应小于 3.5 万个，以此类推。

手术间又可按照临床专科分为普通外科、肝胆外科、骨科、脑外科、心胸外科、泌尿外科、妇产科、烧伤科、五官科手术间等，其设备、器械的使用及人员的配备都更便于专科性手术的开展与实施。

（二）手术间的设备

手术间的设备应以简便适用为原则，不可过于拥挤。每个手术间一般备有万能手术台、电切刀、麻醉台、麻醉机、氧气管道（氧气筒）、吸引管道（吸引器）、无影挂灯、无影侧灯、药品敷料橱、输液架、挂钟、坐凳等（图 2-18）。专科手术可按需要增加一些特殊设备。电子监护仪可随时测定和提供患者生理功能改变的情况和数据。条件允许者，可配置手术示教室和电视、音像设备，以便教学和参观。目前先进的手术室配有专用麻醉间和复苏间，对手术患者实施麻醉、手术后复苏和心肺功能监护，不仅提高了手术间的使用率，也保证了麻醉、手术、复苏和意外情况处理的质量。

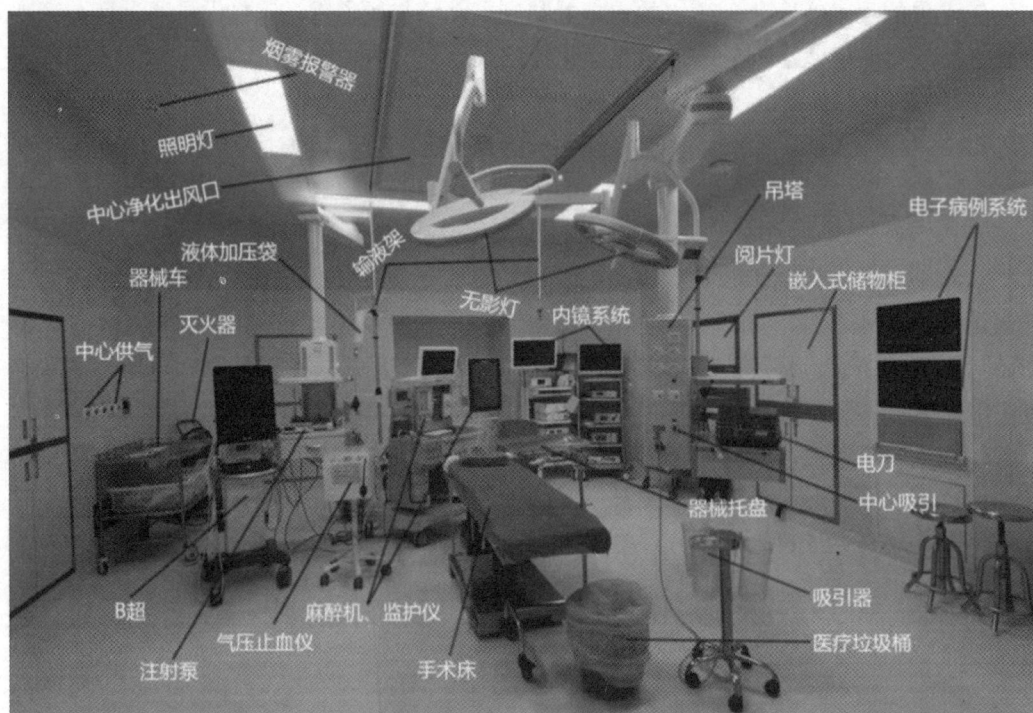

图 2-18　手术间的设备

四、手术室的管理制度

手术室需要一定的管理制度。在同一日内，一个手术间需要做数个手术的，应先做无菌手术，后做感染手术。每次手术完毕后和每日工作结束时，都应彻底洗刷地面，清除污染、敷料和杂物等。每周应彻底大扫除一次。手术室内应定期进行空气消毒。手术间空气应定期做细菌培养，以检测其洁净程度。

凡进入手术室的人员，必须换上手术室的清洁鞋帽、衣裤和口罩。参观手术的人员数目不宜超过两人。患有急性感染或上呼吸道感染者，不得进入手术室。

第三章　外科手术器械及其使用方法▷▷▷▷

外科手术器械（surgical instrument）是基本外科技术操作所必需的工具，种类繁多，除一般常用者外，某些部位和各专科还有专用器械，如显微外科手术器械、颅脑外科手术器械、胸外科手术器械等。随着医学科学技术和工业的发展，已有新的或改进的手术器械出现。

目前，高频电刀和吻合器等新器械在我国大中型医院已广泛应用。高频电刀可进行切割、解剖、间接或直接电凝，使手术出血量减少，因此在手术技巧上可以说是一个划时代的革新。端端吻合器（end to end anastomosis，EEA）的问世，使一些手法缝合难以完成的结、直肠低位吻合得以完成。应用器械吻合技术操作简便、缝合可靠、手术并发出血及瘘的机会少，且可缩短手术时间。本章主要介绍手术中常用的外科手术基本器械及其使用方法，亦介绍几种专科用的特殊器械。

外科医师在施行手术操作时，不论手术大小、手术种类，都毫不例外地要使用一些基本器械（刀、剪、钳、镊、针、线等），进行切开、止血、缝合、结扎、显露等一系列操作来完成手术。手术能否顺利完成，在一定程度上取决于术者对手术器械应用技术的熟练程度。因此必须在刀、剪、钳、镊、线上多下功夫，初学者要手不离钳子、持针器和线，只有勤学苦练，才能练就过硬的手术基本技艺。

一、一般外科手术器械及物品

（一）手术刀

1. 组成

手术刀（scalpel）的品种较多，形状不一，一般可分为刀片、刀柄两部分，有固定刀柄和活动刀柄两类，前者又称截断刀，现已少用（图 3-1）。手术时根据手术性质、部位等实际需要，选用长短、大小、形状不同的刀柄及刀片（图 3-2 ～图 3-3）。

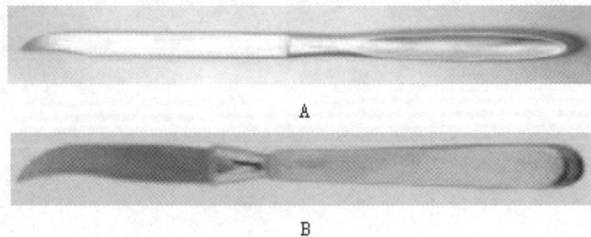

图 3-1　截断刀

10# 手术刀片　　11# 手术刀片　　12# 手术刀片　　15# 手术刀片

20# 手术刀片　　21# 手术刀片　　22# 手术刀片　　23# 手术刀片

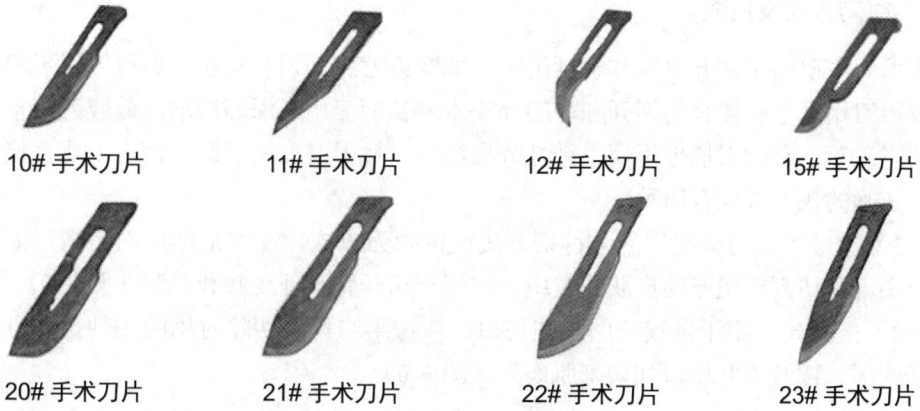

图 3-2　手术刀片

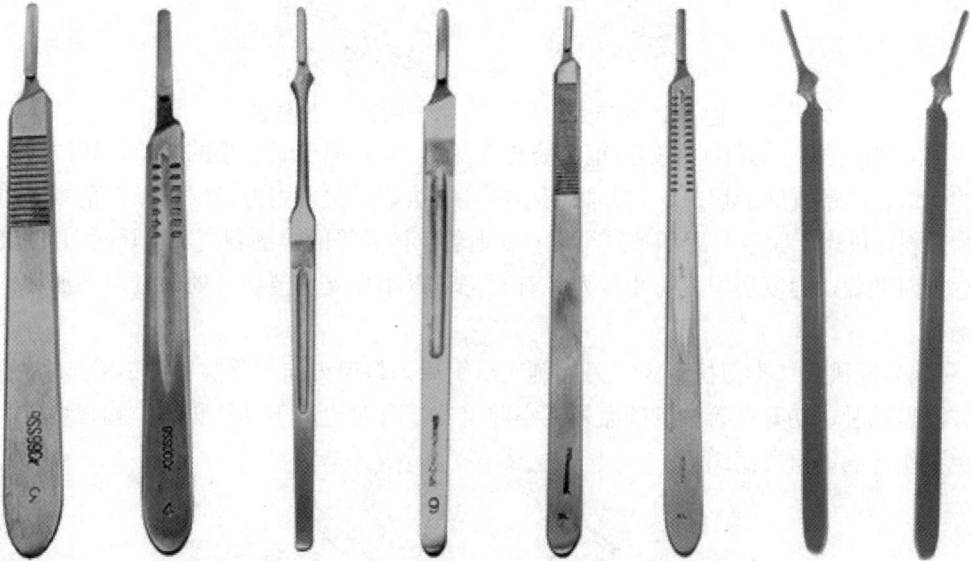

3# 手术刀柄　4# 手术刀柄　7# 手术刀柄　9# 手术刀柄　3L# 手术　4L# 手术　18cm 手术　18cm 手术
　　　　　　　　　　　　　　　　　　　　　　　　　刀柄　　刀柄　刀柄（上弯）刀柄（下弯）

图 3-3　手术刀柄

2. 刀片安装、拆卸方法

只要型号相配，一把刀柄可安装不同形状的数把刀片。手术刀片宜用持针器（或血管钳）夹持安装和拆卸，避免割伤手指。安装、拆卸方法如图所示（图 3-4）。

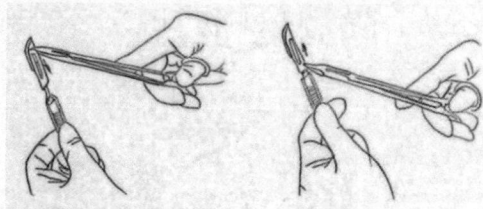

A. 安手术刀片　　　　　B. 卸手术刀片

图 3-4　手术刀片安装、拆卸方法

3．执刀方式及用途

手术刀主要用于切开皮肤和解剖组织，如圆刃刀用于切开皮肤，尖刃刀用于解剖组织，弯刃刀用于空腔器官的切开和鼻咽部手术，长柄刀用于深部切割，截肢刀用于切断肢体软组织等。有时刀柄也可用于钝性分离组织。执刀时，用手握刀柄，不要直接按压刀片，正确的执刀方式有四种。

（1）执弓式　为最常用的一种切开皮肤的执刀方式，动作范围广而灵活，借食指加压作用，可切割较坚厚的皮肤或组织。常用于切开胸腹部皮肤和肌鞘（图3-5）。

（2）握持式　用于做较长的皮肤切口，或做组织大块切除时用的一种执刀方式。常用于胸部、四肢皮肤切口和切割肌肉等（图3-6）。

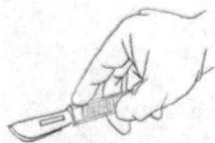 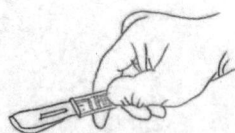

图 3-5　执弓式　　　　图 3-6　握持式

（3）执笔式　握持时形如执钢笔姿势（图3-7），用于做短小的切口，如浅表小肿块的切口、面部皮肤的切口、切开腹膜小口等。执笔式执刀用力轻柔而操作精细，将刀片稍倾斜，可用于锐性分离和解剖组织，如血管、神经等的解剖剥离。切开面部皮肤时，注意方向准确，力度适中，防止滑刀，有时可辅以小指支于拟切开处附近，增加动作的准确性。

（4）反挑式　类似执笔式，刀尖刺入组织后，将刀刃向上反挑（图3-8）。常用于挑破浅表脓肿、切开气管、刺破血管或空腔脏器，有时也用于延长腹膜、胸膜切口，以避免损伤下面的重要组织。

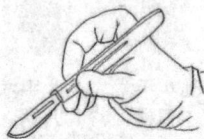 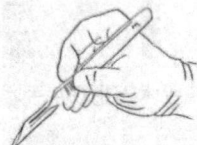

图 3-7　执笔式　　　　图 3-8　反挑式

4．刀的传递方法

术者拇指、示指、中指并拢，手腕做向下切开动作，表示需要手术刀。传递手术刀时，传递者（常为手术护士）应握住刀柄与刀片衔接处的背部，将刀柄尾端送至手术者的手中。切不可将刀刃传递给手术者，以免刺伤（图3-9）。

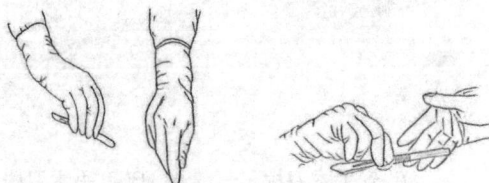

图 3-9　手术刀的传递方法

（二）手术剪

1. 分类及作用

手术剪（operating scissors，surgical scissors）分直剪（straight）和弯剪（curved）两种，又按剪头的形状分钝头、尖头两类，并有大、中、小不同的型号。术者可根据不同的需要选用不同型号的手术剪。直剪一般用于浅部手术，弯剪宜用于深部手术，尖头剪用于剪细小组织，圆头剪不易刺伤脏器。手术剪根据用途一般分为线剪、组织剪及其他类型的手术剪。

（1）线剪　线剪（suture scissors）多为直剪刀，刃薄而长。用于剪线、纱布及橡皮管等（图 3-10）。

（2）组织剪　组织剪（tissue scissors）头端圆钝，有直、弯两类，多为弯剪刀。用于剪开、分离组织（图 3-11～图 3-13）。

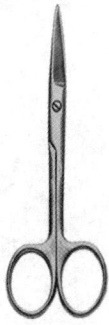

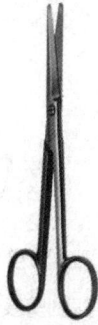

图 3-10　线剪　　　图 3-11　组织剪（直）　　　图 3-12　组织剪（弯）

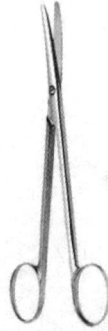

直尖　　　　弯尖　　　　直钝　　　　弯钝

图 3-13　线剪、组织剪尖端区别

（3）其他类型手术剪　其他类型手术剪有小血管剪、拆线剪、角型绷带剪、精细剪、膝状剪、综合剪等，各有其独特的作用。小血管剪用于神经血管等精细的解剖；拆线剪用于皮肤黏膜的拆线；膝状剪、综合剪供剪切身体软组织用；角型绷带剪供外科剪切纱布绷带及石膏衬垫用；精细剪供剪切血管、黏膜或游离组织用；综合剪供剪切软组织用（图 3-14～图 3-16）。

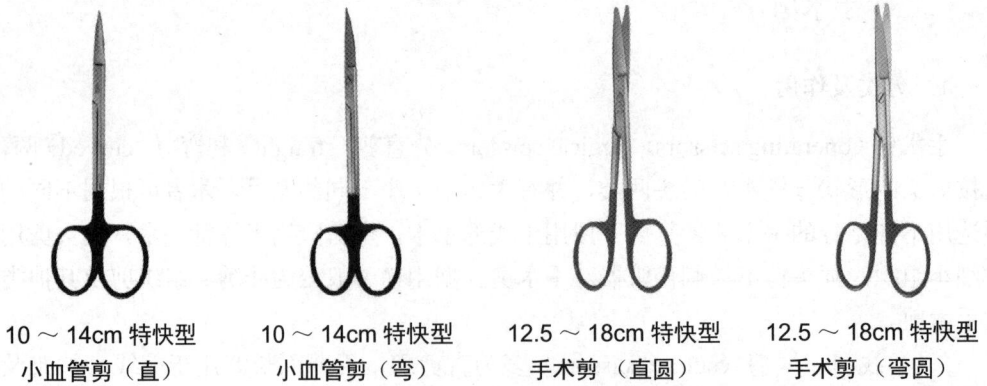

10 ～ 14cm 特快型　　　10 ～ 14cm 特快型　　　12.5 ～ 18cm 特快型　　　12.5 ～ 18cm 特快型
小血管剪（直）　　　　小血管剪（弯）　　　　手术剪 （直圆）　　　　手术剪 （弯圆）

图 3-14　特快型手术剪

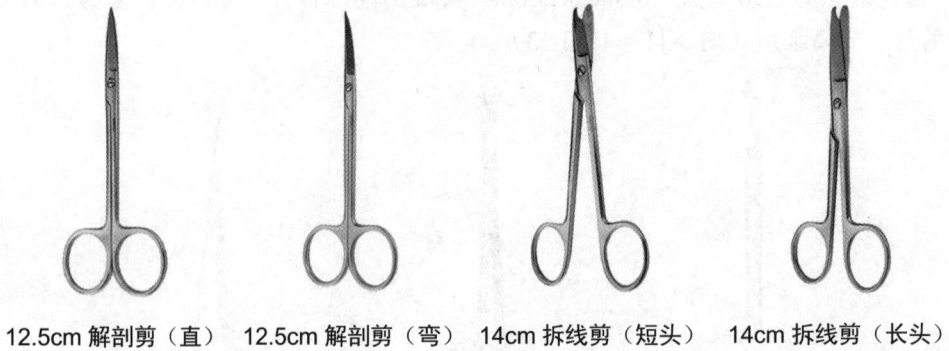

12.5cm 解剖剪 （直）　　12.5cm 解剖剪 （弯）　　14cm 拆线剪 （短头）　　14cm 拆线剪 （长头）

图 3-15　解剖剪及拆线剪

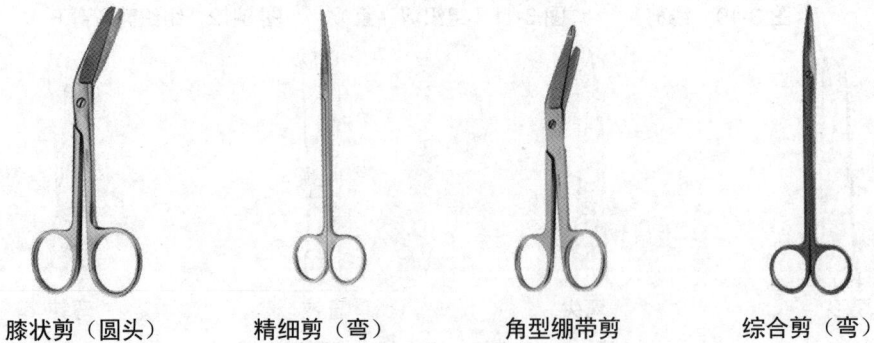

膝状剪 （圆头）　　　　精细剪 （弯）　　　　角型绷带剪　　　　　综合剪 （弯）

图 3-16　其他类型手术剪

2. 持剪法

使用手术剪时，应将拇指及无名指伸入剪柄的圆环内，中指置于剪柄侧面，食指伸向前方，这样可使动作准确、稳定、可靠（持双环器械如手术剪、血管钳、持针器、巾钳、卵圆钳等，一般均将右手拇指和无名指伸入环内）。手指不宜伸入圆环过多，以免影响剪刀的握持。手术中可根据需要灵活使用各种用剪法，使手术得心应手（图 3-17）。持弯剪刀时，弯度应向里，使手术剪的尖端在术者的视线内，不致损伤其他重要组织。使用剪刀时，刀叶不宜张开过大，以免刺伤周围组织。

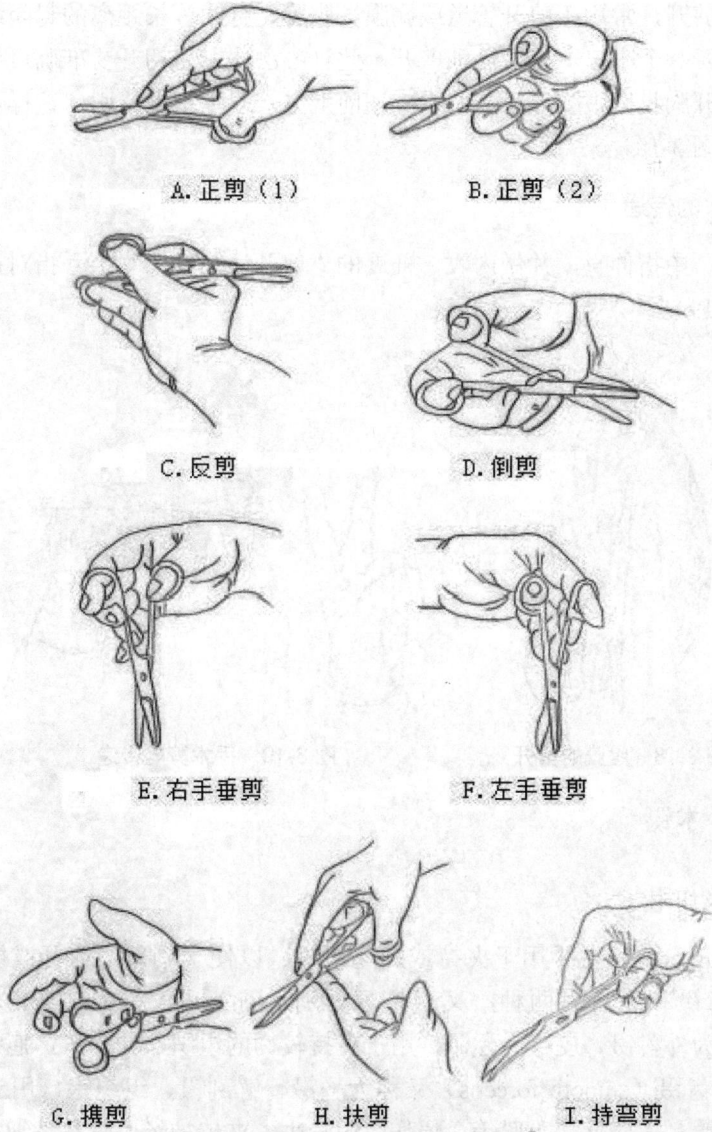

图 3-17　各种用剪法

　　各种剪刀因其形状不同而用途各异，操作者必须要弄清其用途，切不可用组织剪剪线，不可用剪线剪剪钢丝。作剪断时，要剪得利落齐整，在较深的空腔中剪断组织或线，最好能用左手垫在剪尖下，以避免剪伤其他组织。另外，剪的位置要准确，特别是在一些重要的血管，一般应在二钳间的中点剪，否则容易滑向短的一侧而使线结滑脱，造成大出血。在深部解剖显露不满意时，上止血钳只能用手摸着上，剪刀也仅能伸入两把止血钳中间而已，所以必须要在手指引导下剪开。

　　在做分离时，一般选择圆头弯组织剪作钝性分离，将剪刀顶端伸入组织间隙，然后张开剪柄。这种钝性分离的方法适用于分离疏松的粘连，如从被膜外分离良性肿瘤或分开胆囊床以及血管周围组织等。另外还可用闭合剪刀的外侧钝的一面推开疏松组织，如遇不能分离的纤维，则可随即剪断，不必更换器械，使解剖速度加快。

用剪刀做剪开，常用于剪开管道或胸膜、腹膜、腱膜等长距离的封闭结构。在剪开管道时，先切开一个小口，再沿纵轴剪开，此种方法比用刀切开要准确可靠，不至于损伤后壁。在剪开胸膜、腹膜等时，剪尖应翘向上方，以手指做导引，这样可避免损伤膜下其他组织（图3-18）。

3. 手术剪的传递

术者食指、中指伸直，并做内收、外展的"剪开"动作，其余手指对握，表示需要手术剪（图3-19）。

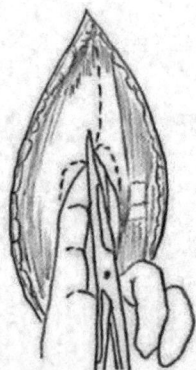

图 3-18　腹膜的剪开　　　　　图 3-19　手术剪的传递

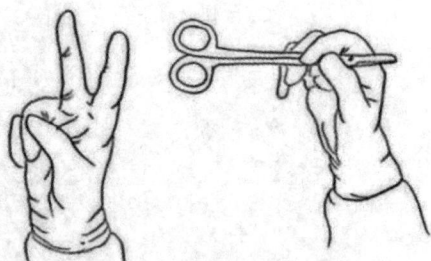

（三）手术镊

1. 分类及作用

手术镊（forceps）主要用于夹持或提起组织，以便于剥离、剪开或缝合。手术镊主要分为有齿镊和无齿镊两种，又有长短之别（图3-20、图3-21）。有齿镊（teeth forceps）又称为外科镊、皮镊、牙镊，用于夹持较韧的组织，如皮肤、疤痕组织等，夹持较固定。无齿镊（smooth forceps）又称为平镊、解剖镊、组织镊，用于夹持较脆弱的组织，如腹膜、胃肠壁、黏膜等，损伤组织较小。夹持神经血管等精细组织时宜用尖头平镊。

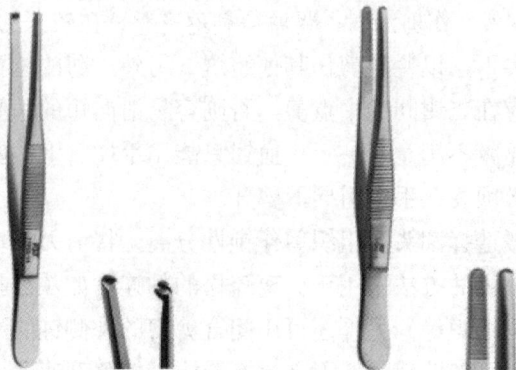

图 3-20　有齿镊　　　　　　　图 3-21　无齿镊

其他类型手术镊有无损伤镊、电凝镊、布帕镊等（图 3-22、图 3-23）。布帕镊供手术时固定消毒巾用，无损伤镊供夹持大隐静脉、瓣膜或镊夹无损伤针用，电凝镊供电凝止血用。

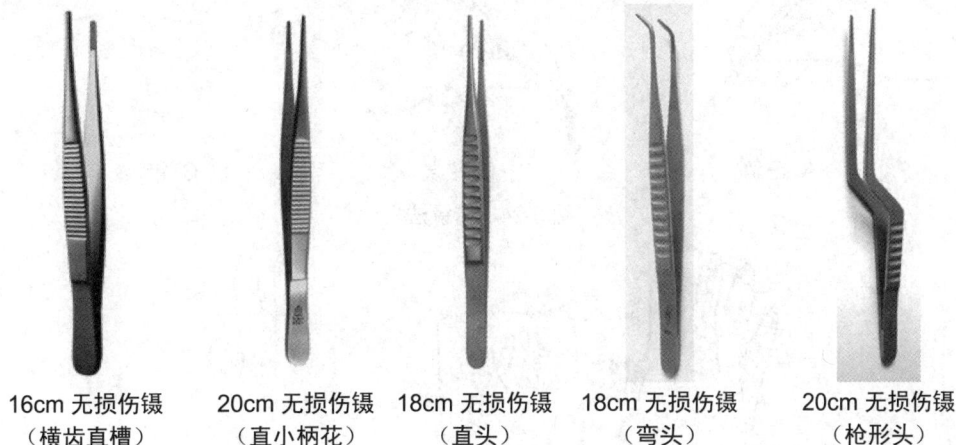

16cm 无损伤镊　　20cm 无损伤镊　　18cm 无损伤镊　　18cm 无损伤镊　　20cm 无损伤镊
（横齿直槽）　　　（直小柄花）　　　（直头）　　　　　（弯头）　　　　　（枪形头）

图 3-22　无损伤镊

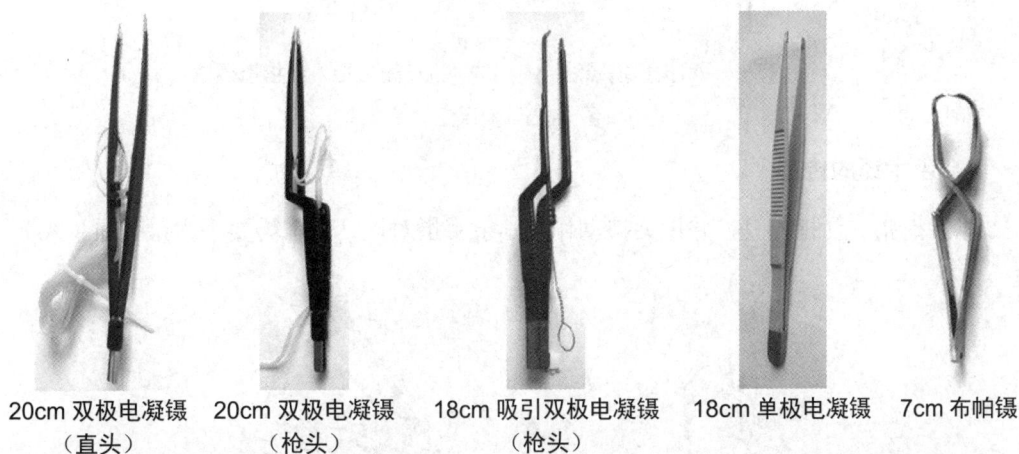

20cm 双极电凝镊　　20cm 双极电凝镊　　18cm 吸引双极电凝镊　　18cm 单极电凝镊　　7cm 布帕镊
（直头）　　　　　　（枪头）　　　　　　（枪头）

图 3-23　其他类型手术镊

2. 持镊方式

镊子常常是外科医师在操作过程中不离左手的器械，一般以左手拇指对食指和中指，分别握持镊的两柄，镊柄末端露于手掌外，而不应将手术镊握于手心中。这样操作既方便又灵活，暂时不用时，可用拇指携镊或无名指、小指携镊（图 3-24、图 3-25）。尽量用指腹握持，手指保持屈曲位。镊的使用似乎很简单，但如应用不当，可增加组织的损伤，如巧用，则可减少皮肤捻挫、挤压等损伤。

用作夹持组织时，有齿镊和平镊不得混用，以减少对组织的损伤。用作拔针时，术者常以左手持镊夹住针尖，如是较疏松的组织，顺手将针拔出，可节省时间。用于止血时，术者可用已持于左手的长平镊夹住出血点，在吸净积血后再夹止血钳，或是用平镊夹住血管破口后，随即进行缝合止血，这是最快最有效的止血方法，且对血管无损伤。使用镊子做换药操作时，镊的尖端始终应朝下方，否则容易造成污染。

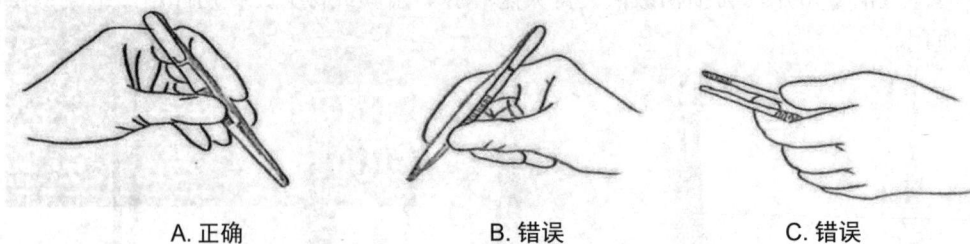

| A. 正确 | B. 错误 | C. 错误 |

图 3-24　持镊法

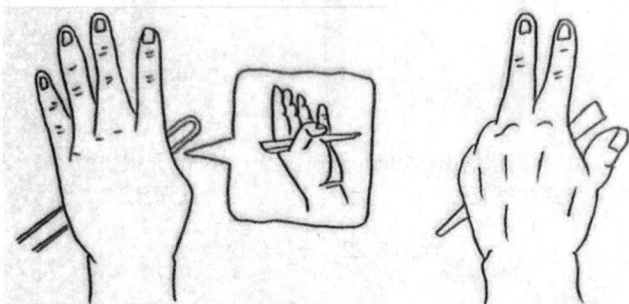

A. 拇指携镊法　　　　B. 无名指、小指携镊法

图 3-25　携镊法

3. 手术镊的传递

术者拇指、食指伸直，并做夹持动作，其余手指对握，表示需要手术镊（图 3-26）。

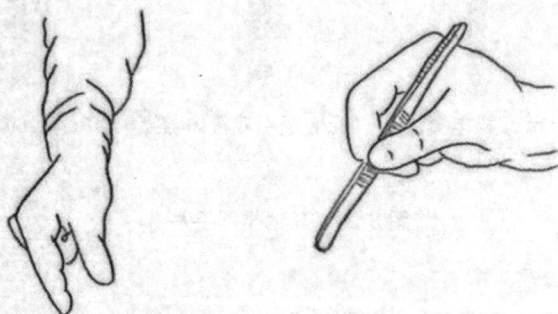

图 3-26　手术镊的传递

（四）血管钳

血管钳（vascular forceps）又名止血钳（hemostatic forceps），是基础外科手术器械"四大类"（刀类、剪类、钳类、镊类）中最主要的一种，其作用是在施行手术时，用来安全可靠地夹持血管，止住出血，同时不给血管壁带来重大损伤。血管钳是外科手术中极为重要而不可缺少的基础器械。

1. 分类及作用

血管钳有直血管钳（straight clamp）和弯血管钳（kelly clamp）两大类，又有大、中、小的不同规格，有的为全齿槽，有的为半齿槽。尖端带齿者为有齿血管钳（kocher's forceps）。型号最小者为蚊式血管钳（mosquito artery forceps）（图3-27、图3-28）。

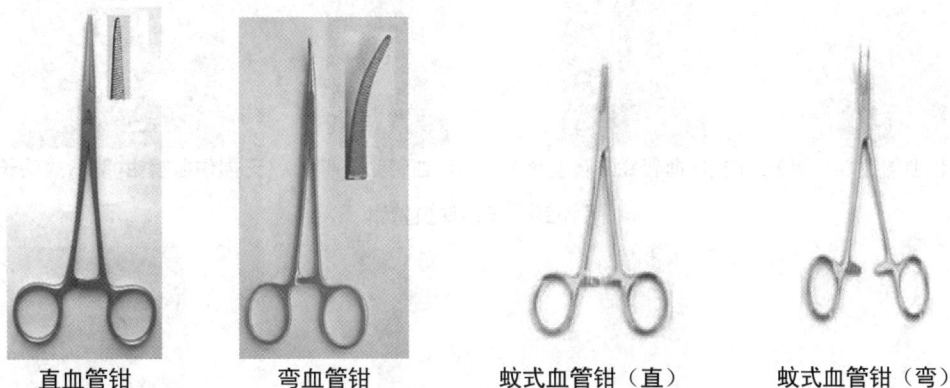

| 直血管钳 | 弯血管钳 | 蚊式血管钳（直） | 蚊式血管钳（弯） |

图 3-27 血管钳

血管钳的作用主要是钳夹出血点以止血，也可用于钝性分离、拔针及暂时夹持某些组织（如筋膜、腹膜等）和做线头牵引等。直血管钳用于夹止浅层组织出血，协助拔针等用；弯血管钳用于夹止深部组织或内脏的血管出血，以防阻碍手术视野；精巧而尖端细小的蚊式止血钳有直、弯两种，用于脏器、头面部及整形外科小手术的止血。因血管钳钳端咬合力大，故不可用血管钳夹皮肤，以免造成坏死，影响切口愈合。

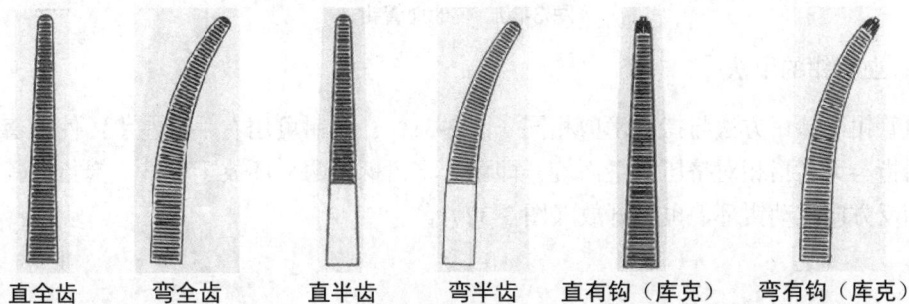

| 直全齿 | 弯全齿 | 直半齿 | 弯半齿 | 直有钩（库克） | 弯有钩（库克） |

图 3-28 血管钳尖端

有些特制的无损伤血管钳（noncrushing clamp）（图3-29），弹性适中，齿纹细浅，钳夹血管后对管壁损伤很小，可用于暂时阻断血流，以进行手术操作。作组织分离时用头较尖的半齿血管钳。钳夹较大的血管及较厚的组织用全齿血管钳，以防血管或组织滑脱造成出血。作微细解剖或钳夹小血管时，宜用蚊式血管钳。

有齿止血钳的尖端有锐齿，可钳夹较厚的组织而不易滑脱，现在多用于胃肠道手术中，钳夹将要切除的胃肠壁。其他血管钳如血管游离钳供血管游离用，心耳钳供心血管手术时作腔静脉插管用，肾蒂无损伤钳供钳夹肾蒂血管用，结扎钳供分离血管、组织，在结扎和切断组织时作钳夹用（图3-30）。

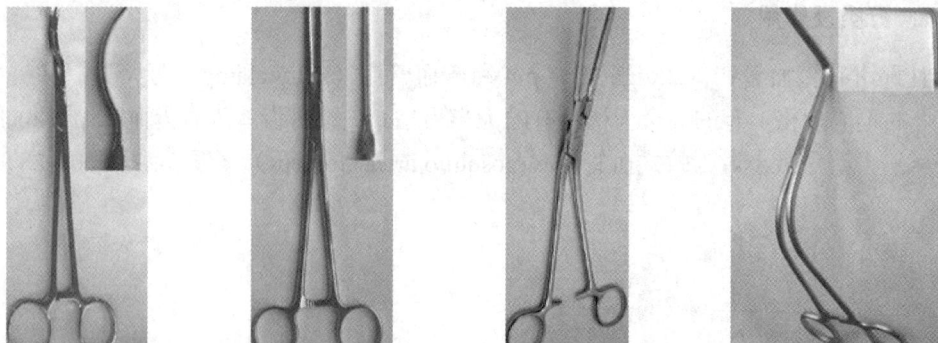

无损伤血管钳（匙翼）　无损伤血管钳（直全齿）　无损伤血管钳（弯柄）　无损伤血管钳（驼背式头长）

图 3-29　无损伤血管钳

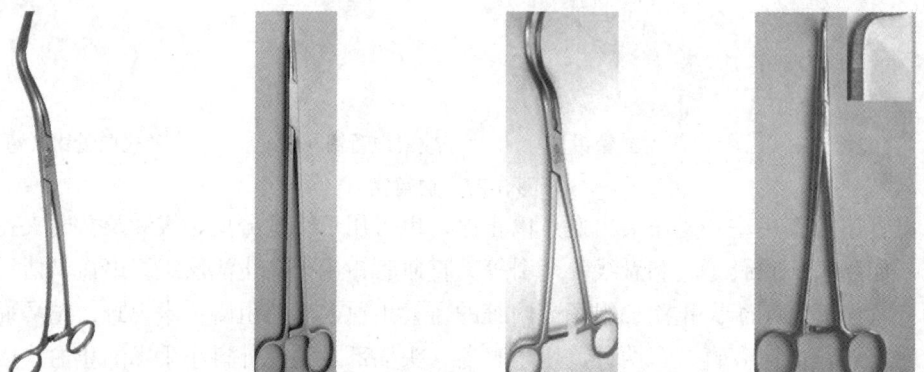

心耳钳　　　　　血管游离钳　　　　　肾蒂无损伤钳　　　结扎钳（直角横齿）

图 3-30　其他血管钳

2．血管钳的用法

血管钳的持钳方法与持手术剪相同（图 3-31）。松钳可用右手或左手，使已套入钳环的拇指与无名指相对挤压，继而旋开即可。将钳柄的两个环放于手掌，拇指与其余手指向相反方向推动钳环，也可开放（图 3-32）。

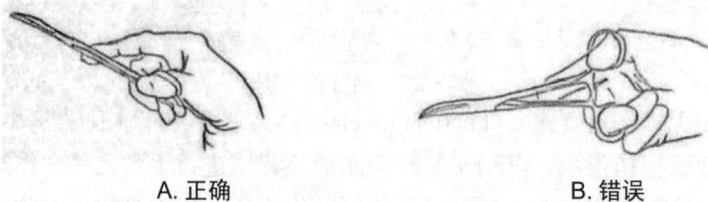

A. 正确　　　　　　　　　　B. 错误

图 3-31　持钳方法

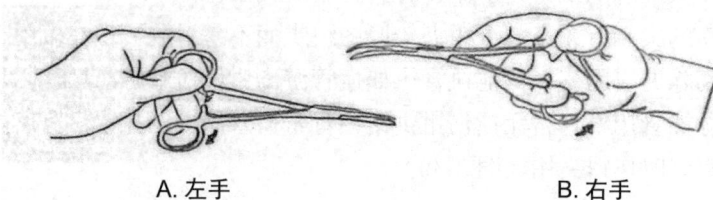

A. 左手　　　　　　　　　　B. 右手

图 3-32　松钳法

3. 血管钳的传递

术者手掌伸开，四指并拢略弯曲（图 3-33）。

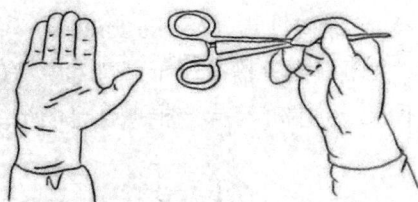

图 3-33　血管钳的传递

（五）组织钳

组织钳（tissue forceps，Allis）又称鼠齿钳、皮钳、爱丽丝钳（图 3-34），其特征是钳翼细且长，头端一排细齿，弹性好，对组织损伤小。一般用于夹持软组织如皮肤、筋膜、阑尾系膜、肌肉、肌腱、肿瘤被膜，也用于牵引组织和钳夹纱布垫。大号组织钳还用于腹部手术夹持肠黏膜组织，有爱丽丝肠钳之称。其执持和开放方法同血管钳。

（六）卵圆钳

卵圆钳（oval forceps）又名海棉钳（sponge-holding forceps）、环钳（ring forceps），有弯、直和有槽、无槽之分（图 3-35、图 3-36）。有槽者多用于夹持敷料或棉球，进行皮肤消毒、吸取创口流出的血液和脓液、粘连分离等。无槽者多用于夹持胃肠等脏器。其执持和开放方法同血管钳。

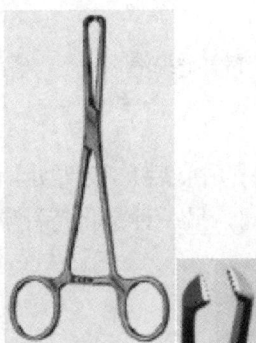

图 3-34　组织钳

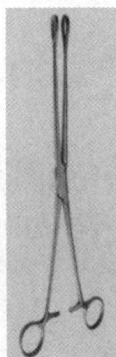

图 3-35　卵圆钳

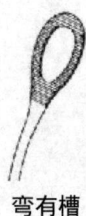

弯有槽

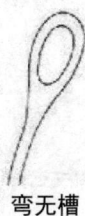

弯无槽

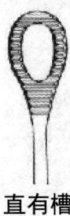

直有槽

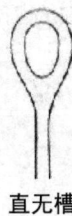

直无槽

图 3-36　卵圆钳头部

（七）持针器

1. 用途及分类

持针器（needle holder）又称持针钳（needle forceps），与直血管钳类似，持针器上端较短，螺纹是交错的，大多口内有槽，用于夹弯缝合针进行缝合及持钳打结。持针器有大小、长短、直弯的不同，尖端亦有异，根据缝合的组织和缝针选取不同的持针器（图 3-37、图 3-38）。

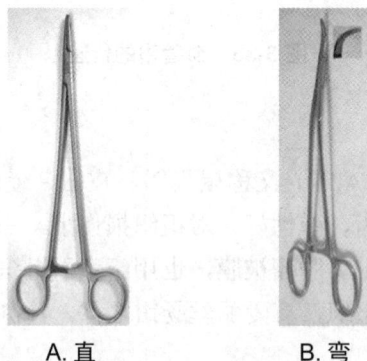

A. 直　　　　　　B. 弯

图 3-37　持针器

粗针　　　　细针　　　　端式　　　　弯头

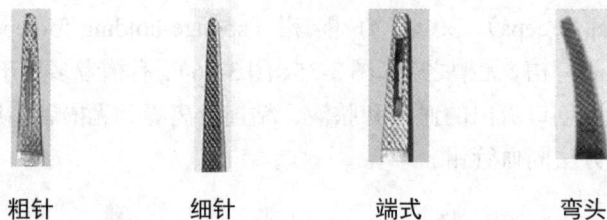

图 3-38　持针器尖端

2. 使用方法

用持针器的尖端夹持缝针，夹持缝针体的中、后 1/3 交界处，以便操作和不损坏缝针。其使用方法有两种，一种与使用血管钳相同，另一种是将持针器握于掌心，不必将手指插入环中（图 3-39）。

3. 持针器的传递

传递者握住持针器的中部，将柄端递给术者（图 3-40）。在持针器的传递和使用过程中切不可刺伤其他手术人员。

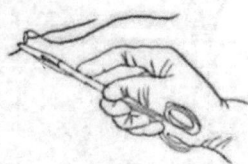

图 3-39　执持针器法　　　　图 3-40　持针器的传递

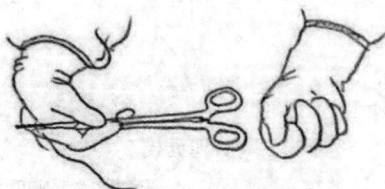

（八）巾钳

巾钳（towel clip）又称帕巾钳、布帕钳，头部顶端针尖状，闭合后呈环状（图3-41）。供外科手术时固定手术野的布巾、夹持牵引肋骨等用。其执持和开放方法同血管钳。

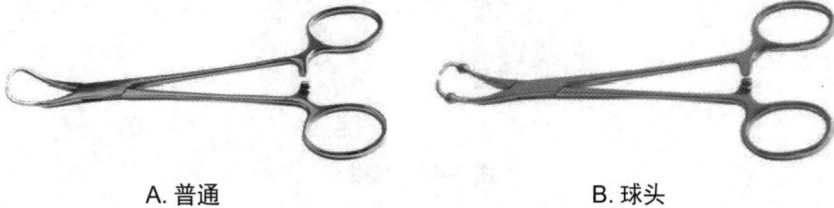

A.普通　　　　　　　　　　　　　　B.球头

图3-41　巾钳

（九）器械钳

器械钳（instrument forceps）供夹持和传递消毒后的手术器械、消毒器皿、无菌敷料等用。其执持和开放方法同血管钳（图3-42）。

（十）子弹钳

子弹钳（bullet forceps）供钳取人体内的子弹或金属碎片用。其执持和开放方法同血管钳（图3-43）。

（十一）胃钳

胃钳（stomach clamps）轴为多关节，钳夹力量大，压榨力强，用于胃切除时钳夹胃或结肠（图3-44）。

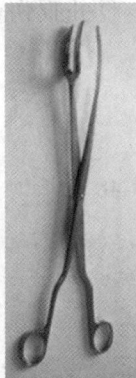

图3-42　器械钳（三叉）　图3-43　子弹钳（直麦粒形）　图3-44　胃钳

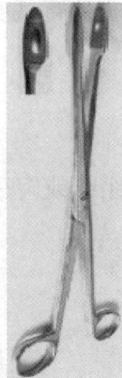

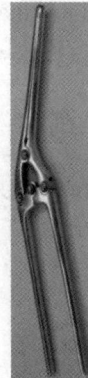

（十二）肠钳

肠钳（intestinal clamp）有直弯之分，齿槽薄，弹性好，对组织损伤小，使用时可外套一乳胶管，以减少对肠壁的损伤（图3-45）。其用于肠切除吻合时夹持肠管，可阻断肠内容物，以防外溢后污染腹腔，又不致损伤肠壁。使用时注意勿夹持过紧，以免造成肠壁的缺血性坏死。其执持和开放方法同血管钳。

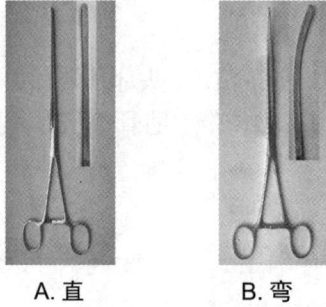

A. 直　　B. 弯

图 3-45　肠钳

（十三）咬骨钳

咬骨钳（rongeur）供咬除死骨或修整骨残端用（图 3-46）。

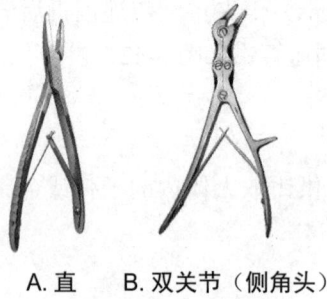

A. 直　　B. 双关节（侧角头）

图 3-46　咬骨钳

（十四）压肠板

压肠板（intestinal depressor）供牵压腹部或其他软组织用，防止损伤重要组织，以利于手术操作（图 3-47）。

（十五）刮匙

刮匙（curette）供刮除病骨、坏死组织或肉芽组织用（图 3-48）。

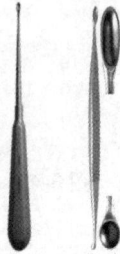

A. 单头　B. 双头

图 3-47　压肠板　　图 3-48　刮匙

（十六）探针

探针（probe）又称探子或探条，根据形状可分为普通（圆头）探针和有槽探针两种，普通探针又称刺探针。探针用于探查窦道、瘘管的方向与深浅，有无异物、死骨等，还可用于引导切开或切除窦道及瘘管，如沿有槽探针的凹槽用反挑式执刀方法切开浅表窦道，可防止损伤周围其他组织。此外，还有其他特殊用途的探针，如胆道探针供胆道手术时作胆管的扩张及造影用、尿道探子供尿道狭窄时扩张尿道用（图3-49）。

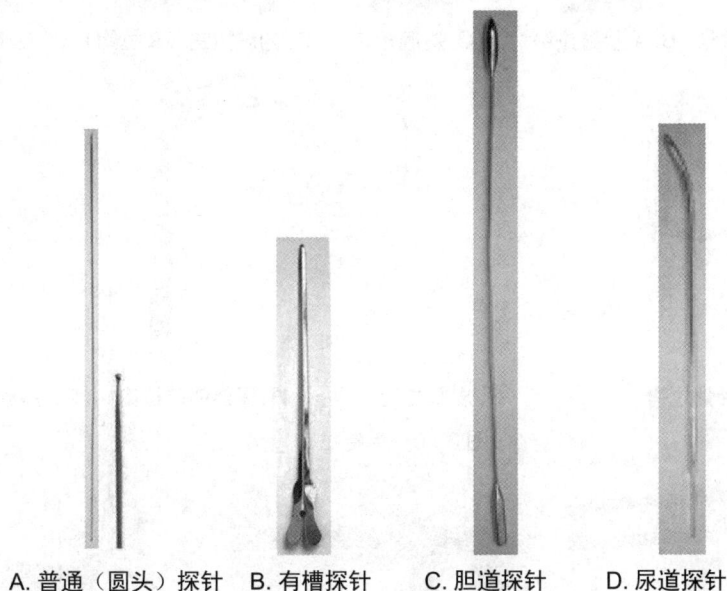

A. 普通（圆头）探针　B. 有槽探针　C. 胆道探针　D. 尿道探针

图3-49　探针

（十七）拉钩

1. 分类及用途

拉钩（retractor）又名牵开器，用于牵开组织，显露手术部位，以便于操作。一般分为手持和自动拉钩。手持拉钩需要人力拉开，如神经（血管）拉钩、S拉钩、甲状腺拉钩、腹腔拉钩等（图3-50）。还有常用于某些特定部位，代替人力持续牵引的自动拉钩，如腹腔自动拉钩、多叶腹壁拉钩（三翼拉钩）、腹腔圆盘式自动拉钩、胸腔自动拉钩、胸骨双向自动拉钩、椎板拉钩等（图3-51）。

根据使用部位和显露深浅的不同，拉钩的形状有锐爪、板状、鞍状、耙状、乙状（S形）等，其宽窄、大小也有区别。锐爪拉钩用于牵开皮肤、疤痕和骨等坚硬易滑的组织，扁平拉钩多用于牵开肌肉等软组织，鞍状拉钩用于牵开腹壁，S形拉钩用于牵开腹腔内脏。根据用途的不同，又有甲状腺拉钩、腹腔拉钩、神经血管拉钩、椎板拉钩、肩胛骨拉钩、深部创口拉钩、脑膜拉钩、心室拉钩等。

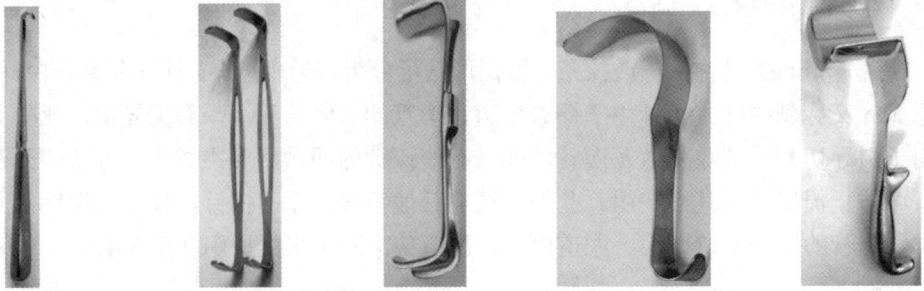

A. 神经（血管）拉钩　B. 甲状腺拉钩　　C. 腹腔拉钩　　D. 内脏拉钩（S 拉钩）　E. 膀胱拉钩

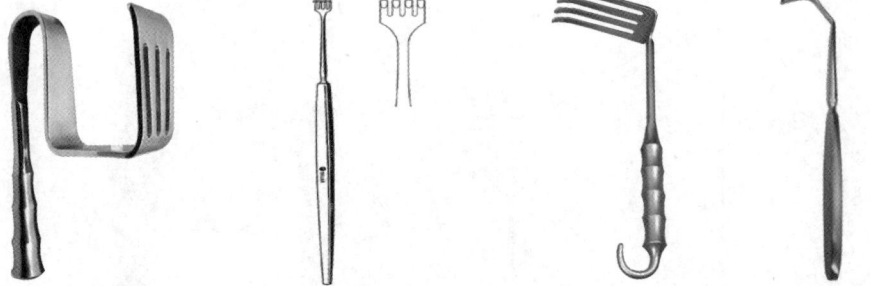

F. 肩胛骨拉钩　　　　G. 皮肤拉沟　　H. 深部创口拉钩　　I. 脑膜拉钩

图 3-50　手持拉钩

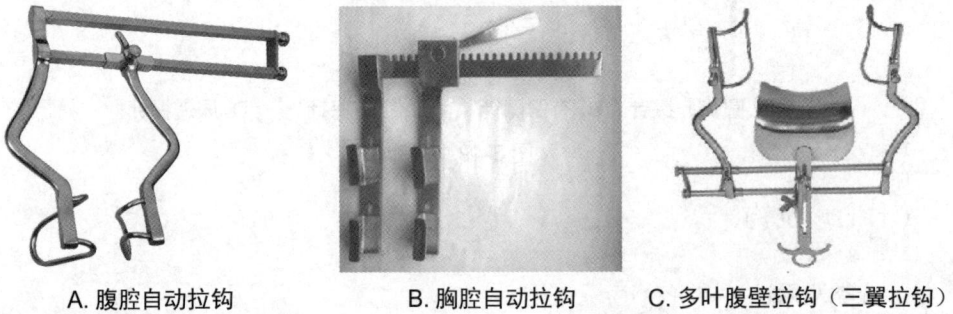

A. 腹腔自动拉钩　　　　B. 胸腔自动拉钩　　　C. 多叶腹壁拉钩（三翼拉钩）

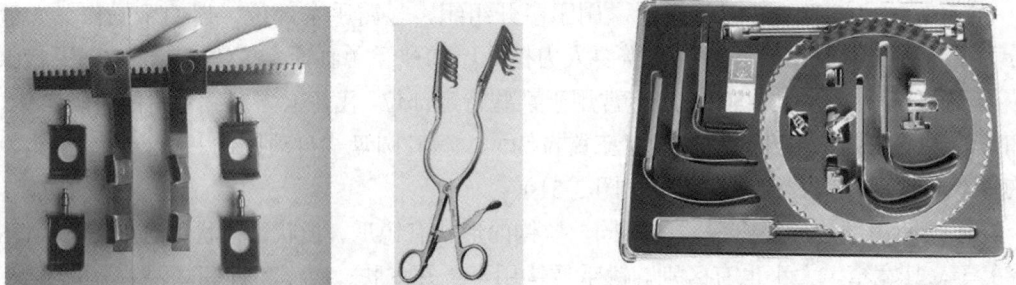

D. 胸骨双向自动拉钩　　E. 椎板自动拉钩　　F. 腹腔圆盘式自动拉钩

图 3-51　自动拉钩

2. 持拉钩方法

使用拉钩时，应以湿纱布垫置于拉钩与组织之间，以免滑动和防止对组织的损伤；牵拉时，切口两侧应互相配合，不宜用力过大；牵拉时间较长，应短时间放松调整，以免组织因长时间受压而缺血；还应注意不要压伤重要神经或脏器；应用手持拉钩时反手握持，手掌心向上，使牵拉稳定持久（图 3-52）。

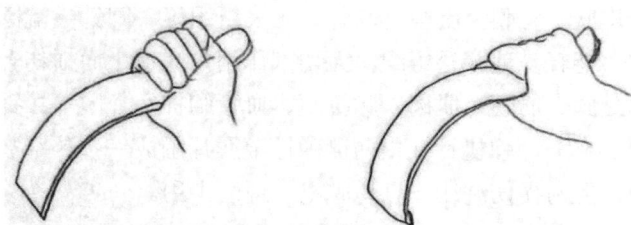

A. 正确　　　　　　　　　　　B. 错误

图 3-52　持拉钩方法

（十八）吸引器

吸引器（suction）一般由电动抽吸泵、收集瓶、连接管、吸引器头、脚踏开关等部分组成。吸引器主要是通过负压吸引以吸除手术野中的渗血、渗液、脓液、空腔脏器内容物等，以利于显露手术野、止血、减少污染。根据手术需要，吸引器头有不同规格、形状，如金属或一次性硬塑料双套管、单管。根据部位分腹腔吸引器头、胸腔吸引器头、神经外科吸引器头等（图 3-53）。腹腔吸引器头短而粗，有带多个侧孔的外套管，可防止腹腔内脏组织由于负压吸引而堵塞吸引器头，保持吸引通畅。神经外科吸引器头管细，有调节吸引力的侧孔。应用吸引器头时，其末端均以橡皮管连接于收集瓶。

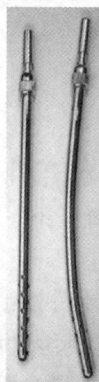

A. 腹腔吸引器头（直、弯）　　　B. 胸腔吸引器头　　　C. 神经外科吸引器头

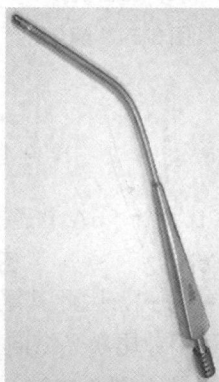

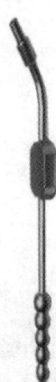

图 3-53　吸引器头

（十九）缝合针

1. 分类及用途

缝合针（suture needle）按针体可分为直针和弯针，有各种粗细长短规格。弯针较常用，按弧度分为 1/2、3/8 弧度等，可用于缝合深、浅层各种组织。直针可用于缝合浅层组织、肌腱及胃肠道。按针前端横断面的形状，缝合针分为三角针（又称三棱针、皮针）和圆针（triangular and round needles）两种（图 3-54、图 3-55）。

三角针针尖及针体截面均呈三角形，其锋利的针尖及切割性的刃缘易于穿透坚韧强厚、难以穿刺的组织，但在针道下会留下较大的孔道，易破坏周围的组织、血管，损伤较大，多用于缝合皮肤、骨膜、腱膜、软骨、瘢痕组织等。圆针尖端圆细无刃缘，圆锥形针尖及圆滑针体，能轻易地穿透组织，无切割作用，孔道小而损伤轻，多用于缝合一般软组织，如胃肠黏膜、筋膜、肌肉、胸腹膜、血管和神经外膜等。针孔有普通针孔和弹机针孔两种（图3-56），弹机针孔由两侧弹性金属片围成一个狭窄裂隙，使用时将缝线经裂隙压入孔中，但易损伤缠线，且易脱出，现已少用。

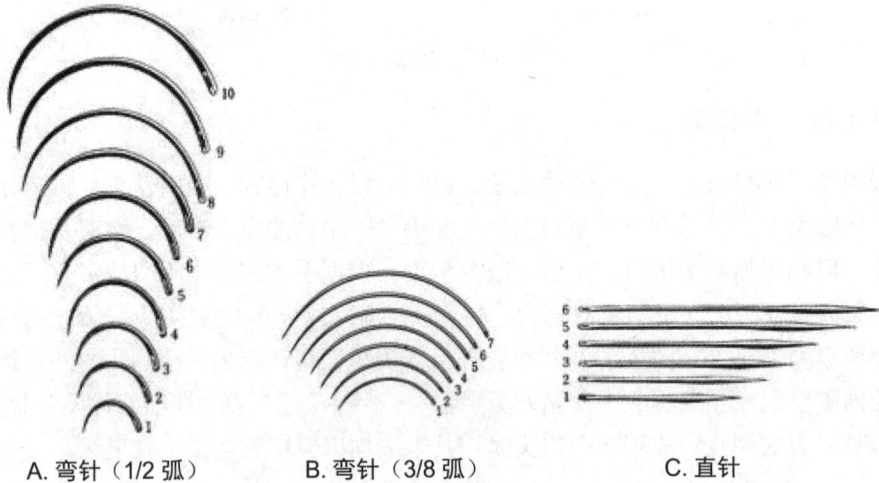

A. 弯针（1/2 弧）   B. 弯针（3/8 弧）   C. 直针

图 3-54   缝合针

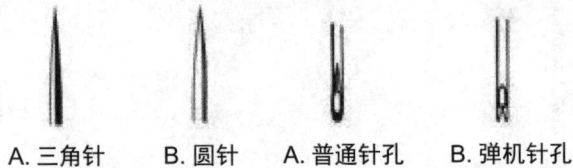

A. 三角针   B. 圆针   A. 普通针孔   B. 弹机针孔

图 3-55   针尖   图 3-56   针孔

传统缝合针为针尾侧向打孔穿线方式，因此其尾部明显粗于针体，组织损伤较大，且使用不方便。无损伤缝合针线是采用针尾激光纵向打孔，缝线与缝针成为连续的整体，并经严格灭菌、一次性使用的医用针线（图3-57）。先进的针尾激光纵向打孔针线连接方式使得针尾直径细于针体，组织损伤最小，有效地解决了传统针线对针孔侧壁损伤所造成的针孔感染及漏血问题。无损伤缝合针线广泛用于显微外科，心、胸、血管外科，眼科等的内脏软组织缝合。

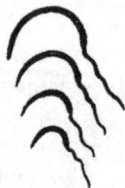

图 3-57   无损伤缝合针线

2. 缝合针的选择原则

（1）坚韧的组织，应选用较粗的圆针、三角针。柔软的组织，应选用较细的圆针。特别脆弱的组织或精细的手术，尤其应选用无损伤缝合针线。

（2）表浅组织的缝合，可选用直针或小弧度大弯针。深部组织的缝合，可选用大弧度小弯针。

（3）缝合针大小、类型可根据手术部位、缝合组织类型、缝线尺寸及操作者的个人喜好选择。

3. 持针方法

使用直针时用手持针，有些术者喜欢用直针吻合能提出体外的胃肠，持弯针则用持针器持针，持针器应夹在缝合针中后 1/3 交界处。

进出针方法要正确，力度大小要适中，弯针进出组织的走向为弧形，力量的传递应顺其走向前进，否则容易将针弄弯或折断。一般情况下，多采用正缝法，即用持针器夹针是针尖向左侧（图 3-58）。也有由于实际需要，采用反缝法，即针尖向右（图 3-59）。反缝法常用于深处缝合。

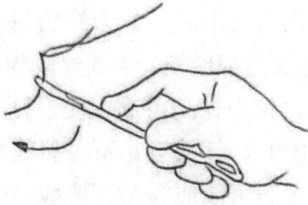 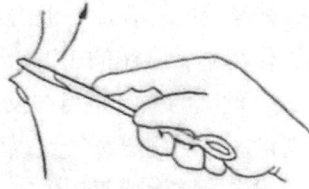

图 3-58 正缝法　　　　　图 3-59 反缝法

（二十）敷料

敷料（dressing）一般有纱布和布类制品。

1. 纱布块　用于消毒皮肤，擦拭术中渗血、脓液及分泌物，术后覆盖缝合切口，进入腹腔应用温湿纱布，以垂直角度在积液处轻压，蘸除积液，不可揩擦、横擦，否则易损伤组织。

2. 小纱布分离球　将纱布卷紧成直径 0.5 ～ 1cm（花生米样大小）圆球，用组织钳或长血管钳夹持作钝性分离组织用。

3. 大纱布垫　用于遮盖皮肤、腹膜，湿盐水纱布可作腹腔脏器的保护用，也可用来擦血，为防止遗留腹腔，常在一角附有带子，又称有尾巾。

二、手术缝合线

手术缝合线（operation suture）是指在外科手术中或外伤处置中，用于结扎止血、缝合止血以及组织缝合的特殊线。对手术缝合线的要求是拉力高、组织反应小、易于灭菌和保存、缝合及结扎时操作便利、结扎后不易松脱、无毒性、无致敏性、无电解性及致癌性。近年来，合成材料缝合线的使用促进了外科各个领域的技术发展。

(一) 线的类型

手术缝合线按其特点可分为可吸收缝线与不可吸收缝线两大类。可吸收缝线在组织内经水解作用，一定时间后被组织所分解吸收，但在未被完全吸收之前，缝线多已丧失其抗张力。不吸收缝线能在组织内保存较长的时间，或近乎永久性保持其抗张力。实际上，不少的不可吸收缝线在组织中并不能永久保存其抗张力，如常用的丝线、棉线甚至尼龙线等，均可在组织内缓慢地丧失其抗张力。

可吸收缝线有羊肠线、聚羟基乙酸线等，不吸收缝线有丝线、锦纶线、金属线、棉线等。其他如麻线、蚕肠线、头发、马尾等必要时也可使用。缝线的粗细有多种型号，如1、2、3、4……0（1/0）、00（2/0）、000（3/0）等。数字越大线越粗，0越多线越细。同类线越粗，抗张强度越大，组织反应越重。各型号缝线的抗张强度不同，根据手术需要进行选择。在满足组织对于抗张强度要求的前提下，宜选用较细的缝线，而不要使用过粗的缝线。

1. 不可吸收线（nonabsorbable suture） 有丝线、棉线、金属线、合成线等，但用得最多的还是丝线。

（1）丝线（silk suture） 丝线是手术中用途最广的线，可用于出血点的结扎，皮肤、皮下组织、筋膜、神经等的缝合，一般由二股或三股组成，分为涂蜡与不涂蜡两种，前者较光滑，毛细管作用小。常用的1/0、1号丝线为细丝线，4号丝线为中丝线，7号、10号丝线为粗丝线。丝线的优点是组织反应小，拉力持久可靠，便于打结，不易滑脱，价廉易得，易于消毒（可用高压蒸气或煮沸灭菌）。其缺点是不被机体组织吸收，作为异物长期遗留在组织内。胆道或泌尿道露出的丝线可能成为结石形成的核心，创口感染时，线结或丝线纤维内可存留细菌，并且难以被身体的防卫机制消灭，药物效力亦难于到达，使伤口长期不能愈合，甚至形成经久不愈的窦道。故感染伤口或污染严重、极可能感染的伤口不宜使用丝线。

（2）不吸收合成线（nonabsorbable synthetic suture） 此类如聚酰胺纤维的锦纶（nylon）线、聚酯纤维的涤纶（dacron）线、聚烯烃纤维的罗纶（prolene）线等，其有单纤维及多纤维之分。此种合成线的优点是组织反应很小，组织中保持抗张力的时间较久，抗张强度较丝线大，质量均匀纯净，表面光滑，直径细。它的使用范围与丝线相似，常用于小血管、神经的缝合及整形手术。其缺点是打结后线结较易松脱（特别是单线），故手术中应采用三重结，剪线时应保留较长的线头，约5～10mm，以防松脱。

（3）金属线（metallic wire） 金属线有不锈钢丝、钽合金线、银丝等。其组织反应小，抗张强度大，缺点是不易打结，使用不便，有可能割裂和嵌入软组织，价格较贵。金属线多用于骨折固定，肌腱缝合及胸腹壁切口的减张缝合等。不同的金属线在组织中不应互相接触，以免发生电离而腐蚀。

（4）棉线（cotton suture） 棉线的应用范围同丝线。其摩擦力较丝线大，线结不易松脱，便于打结，抗张强度不及丝线，很少使用。

2. 可吸收缝线（absorbable suture） 主要为羊肠线、可吸收合成线等。

（1）羊肠线（catgut） 羊肠线简称肠线，为羊的小肠胶原所制成，在组织中可被吸收，不留异物。肠线常用于胃肠道、胆道及泌尿道内层（黏膜）的缝合，污染伤口和可能感染伤口的缝合及结扎，以避免因异物长期存留导致胆道及泌尿道内形成结石和感染伤口长久不愈合。羊肠线可分为普通与铬制两种。普通肠线（plain catgut）又称纯肠线、素肠线，在组织内 72 小时左右即失去张力，5 ～ 10 天内被吸收，因此很少应用。铬制肠线（chromic catgut）经铬液处理，有轻度、中度、重度铬制之分，在组织中保持张力时间较长（15 ～ 25 天）。一般常用中度铬制肠线，在组织中可保持张力 10 ～ 15 天。

肠线具有可吸收的优点，如用于胆道及泌尿道黏膜的缝合，可减少产生结石的可能性。其缺点是组织反应较大，愈合时间长，拉力不恒定，不宜缝合需要持久拉力的组织。肠线质地较硬而滑，不便打结，被组织液浸软肿胀后，线结有松脱倾向，故一般无菌伤口中多不使用。使用肠线应先用温盐水稍加浸泡，待变柔软后再用（不宜久泡），结扎时用三重结，所留线头应较长（约 5mm）。此外，在缝合张力相同的组织时，选择的肠线要比丝线粗，故肠线穿过组织时，对组织的损伤性也较大。目前已较少使用肠线，可使用合成的可吸收合成线代替。

（2）可吸收合成线（aborbable synthetic suture）　自 1970 年后，临床开始应用可吸收合成线，包括聚羟基乙酸线（商品名 dexon）、聚乳酸羟基乙酸线（商品名 vicryl）、聚二氧杂环己酮线（polydioxanone，PDS）等采用现代化学技术，经抽线、涂层等工艺制成的高分子线型材料。此类缝线组织反应小，在组织中保持张力时间长，强度大于丝线，近似肠线，在组织中自动降解并吸收，已成为羊肠线的替代品。

（3）纯天然胶原蛋白缝合线　取材于特种动物獭狸肌腱部位，纯天然胶原蛋白含量高，其生产不经化学成分参与，具备了胶原蛋白应有的特性，是真正意义上的第四代缝合线，具有吸收完全、抗拉强度高、生物相容性好、促进细胞生长等优点。根据线体粗细不同，一般 8 ～ 15 天完全吸收，且吸收稳定可靠，无明显个体差异。

（二）医用缝线的选择原则

缝线的选择应以缝线在物理学、生物学上的特性与愈合过程的关系为根据，应确保缝线强度能维持到组织恢复至使伤口自己愈合为止。对于永远无法恢复到术前力量的组织，应选择能长期维持强度的缝合线。若缝线被安置在能迅速愈合的组织内，则理想的缝线应为：其张力失去的速度与组织恢复其力量的速度同步，且能被组织完全吸收，相容性好，一旦伤口愈合后，组织内便不再存有异物。因此，必须熟悉不同组织器官的愈合速度及各种缝线材料的特性，选择合适的缝线。

1. 愈合迅速的组织，特别是不应留有异物的部位，如胃肠道、胆管、泌尿道内层、子宫肌层等，应选用吸收性缝线缝合。异物在高浓度晶体液中会造成沉淀或成为结石形成的核心，因此在泌尿道、胆道等部位更应使用极易吸收的缝线。

2. 愈合缓慢及缝线过早吸收可发生危险后果的组织，如筋膜、软骨、韧带、肌腱、支气管、食道及长期固定的移植物等，通常应选用非吸收性缝合材料。

3. 老年人、糖尿病、肥胖症、呼吸系统疾病、营养不良、感染、衰弱等，都会影响术后伤口愈合的速度和过程，选择缝线时应注意。

4．对可能污染的或已感染的伤口，应选用单股纤维缝线或可吸收缝线缝合，而应避免使用多股纤维缝线。

5．对注重整容效果的伤口，缝合后要长期保持伤口闭合，避免受到刺激，故应选用最细的、组织反应最低的单股纤维缝线，如尼龙聚丙烯线，且避免做皮肤缝合，尽量做皮内缝合。

6．关于缝线规格，应选用与组织原有韧性相当的、最细的、组织反应最小的缝线，必要时可使用缝线加强缝合。

（三）各种组织的缝线选择

1．**皮肤缝合**　选用不可吸收的丝线，一般部位通常选用 1 号细丝线；面、颈部缝合选用 1/0 ～ 3/0 的细丝线；切口减张缝合用 7 号以上粗丝线。

2．**浅筋膜缝合**　一般选择不可吸收的、异物反应较小的细或中号丝线。

3．**深筋膜或腱膜缝合**　通常选用细丝线或中丝线，患者存在潜在感染可能者，可采用肠线或可吸收合成线缝合。

4．**肌肉缝合**　通常选用不可吸收的细丝线缝合，有潜在感染可能时，可选用肠线或可吸收合成线缝合。

5．**肌膜缝合**　一般使用细丝线，较粗的肌腱采用中丝线缝合。

6．**黏膜缝合**　选用较细的可吸收线，也可采用细丝线缝合。

7．**腹膜缝合**　一般选用中丝线、粗丝线或可吸收合成线。

8．**神经缝合**　一般可用 5/0 ～ 9/0 无损伤针线。

9．**血管缝合**　选用 5/0 或 9/0 无损伤针线。

10．**膀胱缝合**　膀胱内层用 2/0、3/0 肠线或可吸收合成线，外层缝合用细丝线。

11．**肠管的修补缝合**　用较细的可吸收线或丝线。

12．**实质脏器的修补缝合**　为了避免组织割裂，应选择较粗的 1 号肠线或可吸收合成线缝合。

三、特种手术器械

（一）高频电刀

高频电刀（高频手术器）（high frequency electrocautery and electrotome knife）是一种取代机械手术刀进行组织切割的电外科器械，通过有效电极尖端产生的高频高压电流与机体接触时对组织进行加热，实现对机体组织的分离和凝固，从而起到切割和止血的目的。

高频电刀应用于临床，经历了火花塞放电—大功率电子管—大功率晶体管—大功率 MOS 管四代的更变。随着计算机技术的普及、应用、发展，目前，高性能的单片机广泛应用于高频电刀的整机控制，实现了对各种功能下的功率、波形、电压、电流的自动调节。各种安全指标的检测，以及程序化控制和故障的检测及指示，大大提高了设备本身的安全性和可靠性，简化了医师的操作过程。

随着医疗技术的发展和临床提出的要求，以高频手术器为主的复合型电外科设备也有了相应的发展，高频氩气刀、高频超声手术系统、高频电切内窥镜治疗系统、高频旋切去脂机等设备在临床中都取得了显著的效果，随之而派生的各种高频手术器专用附件（如双极电切剪、双极电切镜、电切镜汽化滚轮电极等）也为临床手术开拓了更广泛的使用范围。

1. 高频手术器的分类

根据功能及用途，高频手术器大致可分为以下类型。

（1）多功能高频电刀　具有纯切、混切、单极电凝、电灼、双极电凝等功效。

（2）单极高频电刀　具有纯切、混切、单极电凝、电灼等功效。

（3）双极电凝器　具有双极电凝功效。

（4）电灼器　具有单极电灼功效。

（5）内窥镜专用高频发生器　具有纯切、混切、单极电凝等功效。

（6）高频氩气刀　具有氩气保护切割、氩弧喷射凝血等功效。

（7）多功能高频美容仪　具有点凝、点灼、超高频电灼等功效。

2. 高频电刀的基本组成

高频电刀是由主机和电刀笔、患者极板、双极镊、脚踏开关等附件组成的（图3-60）。

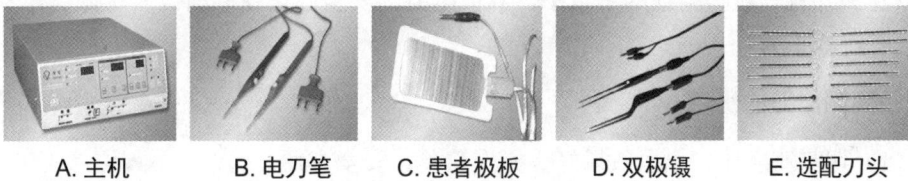

A. 主机　　　　B. 电刀笔　　　C. 患者极板　　　D. 双极镊　　　E. 选配刀头

图 3-60　高频电刀的组成

3. 高频电刀的工作原理

高频电刀有两种主要的工作模式：单极和双极。

（1）单极模式　在单极模式中，用一完整的电路来切割和凝固组织，该电路由高频电刀内的高频发生器、患者极板、接连导线和电极组成。在大多数的应用中，电流通过有效导线和电极穿过患者，再由患者极板及其导线返回高频电刀的发生器（图3-61）。

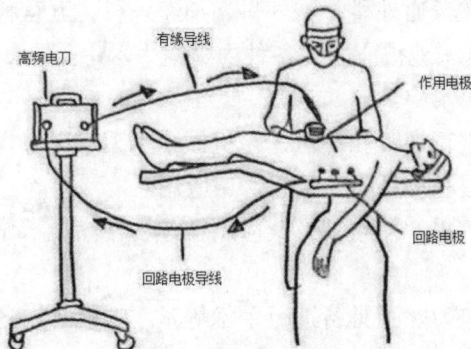

图 3-61　高频电刀的工作原理

　　能摧毁病变组织的高频电刀的加热效应，并不是像电烧灼器那样由加热电极或刀头造成的。它是将高电流密度的高频电流聚集起来，直接摧毁有效电极尖端相接触一点下的组织。当与有效电极相接触或相邻近的组织或细胞的温度上升到细胞中的蛋白质变性时，便产生凝血，这种精确的外科效果是由波形、电压、电流、组织的类型和电极的形状及大小来决定的。

　　为避免在电流离开患者返回高频电刀时，继续对组织加热以致灼伤患者，单极装置中的患者极板必须具有相对大的和患者相接触的面积，以提供低阻抗和低电流密度的通道。除部分电流较小、密度较低的高频电刀可不用患者极板，大多数通用型高频电刀因所用的电流较大，均需用患者极板。

　　注意患者极板与手术床金属部件的有效绝缘隔离。患者身体也应与手术床等金属部件隔离，术中遇可燃气体或靠近可燃气体时，应小心应用或不用电刀。当使用氯化剂、患者装有起搏器或回路中存在金属、假体时，可在内科医师或相关人员的监护下使用电刀。

　　（2）双极模式　　双极电凝是通过双极镊子的两个尖端向机体组织提供高频电能，使双极镊子两端之间的血管脱水而凝固，达到止血的目的。它的作用范围只限于镊子两端之间，对机体组织的损伤程度和影响范围远比单极方式要小得多，适用于小血管（直径小于4mm）和输卵管的封闭。故双极电凝多用于神经外科、显微外科、五官科、妇产科以及手外科等较为精细的手术中。双极电凝的安全性正在逐渐被人所认识，其使用范围也在逐渐扩大。

4. 高频电刀的优点

　　（1）切割速度快、止血效果好、操作简单、安全方便。

　　（2）与传统机械手术刀相比，高频电刀可大大缩短手术时间，减少患者失血量及输血量，从而减少并发症及降低手术费用。

　　（3）与其他电外科手术器（如激光刀、微波刀、超声刀、水刀、半导体热凝刀等）相比，高频电刀具有适用手术范围广、容易进入手术部位、操作简便、性能价格比合理等优点。

5. 用途

　　目前，高频电刀不仅在普通外科、胸外科、神经外科、五官科、颌面外科等直视手术中应用广泛，而且越来越多地被应用在各种内窥镜手术中，如腹腔镜、前列腺电切镜、胃镜、膀胱镜、宫腔镜等手术中。

　　由于高频电刀可同时进行切割和凝血，在机械手术刀难以进入和实施的手术中（如腹部管道结扎、前列腺尿道肿物切除）得以普遍应用。

　　高频电刀突出的凝血效果，使它被广泛应用在弥漫性渗血部位，如肝脏、脾脏、甲状腺、乳腺、肺部手术中。

　　一台性能全面的高频电刀除了具备进行手术等基本功能外，还有以下的几项重要功能：输出功率指示、功率预置及调节、患者极板检测报警、工作音频指示、输出口防误插、手控开关、脚控开关等。

6. 应用注意事项

使用高频电刀前，必须了解其性能及使用方法。事先检查电器元件有无故障，移除手术室内的易燃物质。患者身体的负极板应尽量靠近手术部位，以便使电流通过最短的途径安全地返回电凝器。注意不要弄湿负极板，防止烧伤。

采用手控开关的高频电刀一般具有切割和电凝两个按钮。做皮肤切割时，先用手术刀切开 3mm 深，然后擦干血迹，改用电刀切割，这样不会损伤皮缘。用电刀切割组织时，被切割组织要保持一定的张力。做组织解剖时，直径小于 2mm 的血管可以直接切割，不需要再用电凝止血。大于 2mm 的血管，可先在要切割处的两边电凝，输出强度均不能过大，电凝器的功率不应超过 250W，以尽量减轻组织损伤。

间接电凝时，夹持的组织应尽可能少，同时擦干操作点附近的血液，这样不仅止血效果好，而且组织损伤也小。电器元件未与组织完全接触前不能通电，通电时电刀头和导电的血管钳不应接触出血点以外的其他组织或其他金属器械，尽量减少组织烧伤。电刀头必须保持光洁，及时清除附于其上的血痂、焦痂等凝固物，使之导电不受阻碍。重要组织器官的附近慎用或禁用电刀，电刀可瞬间产生巨大的热量，尽量避免热损伤。

（二）吻合器与缝合器

1. 吻合器与缝合器的类型

根据用途、消化道的使用部位，吻合器、缝合器有不同的类型，其基本原理一致，都是根据订书机的原理设计的。用于消化道的吻合器与缝合器主要有三类：管状吻合器、切开缝合器、残端闭合器（图 3-62 ～图 3-65）。

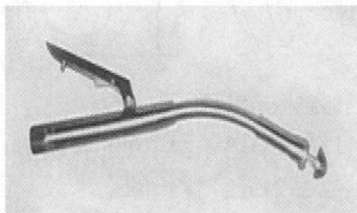

图 3-62　管状吻合器（直型）　　图 3-63　管状吻合器（弯曲型）

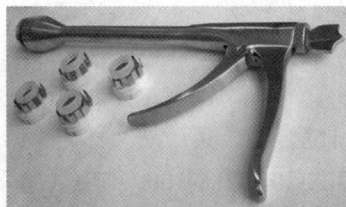

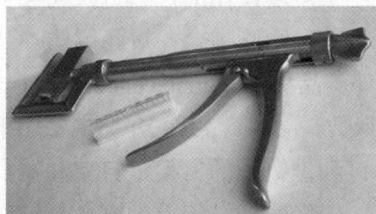

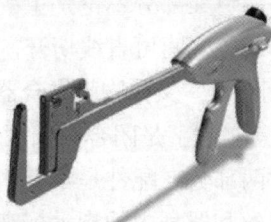

图 3-64　残端闭合器

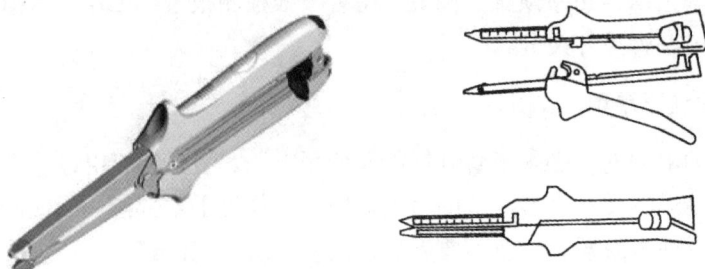

图 3-65　切开缝合器

（1）管状吻合器　又称为端 - 端吻合器或 EEA（end to end anastomosis），其外径的毫米数称为号数，如 26# 吻合器则其外径为 26mm。

可重复使用的管状吻合器由不锈钢元件和可装配的一次性使用塑料配件两部分组成。不锈钢元件分器身和中心杆。配件中分塑料刀座和装有两排钽钉、推钉片、圆刀的钉架（图 3-66）。使用时将刀座安装在中心杆顶端的吻合器头抵钉座内，两者之间的距离可通过尾端螺旋和指示标进行调节。两者之间的距离实际上是吻合口组织压缩后的厚度，击发时推动推钉片，同时推动圆刀，将钽钉推出钉架，切割的同时，钽钉穿过两层管壁细胞弯成横 B 形，切割、吻合一并完成。一次性使用的吻合器，其原理、方法相同。

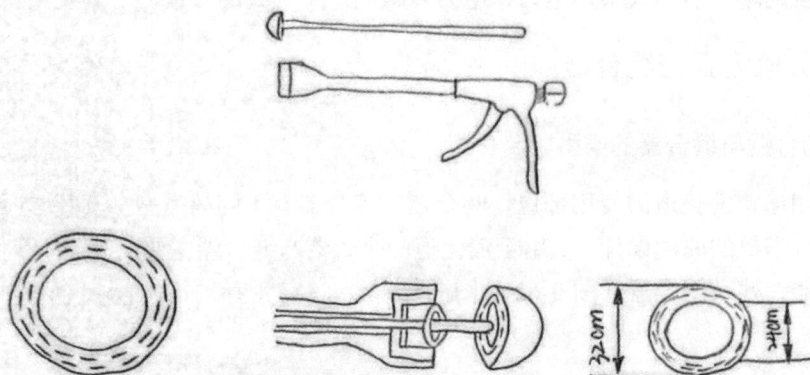

图 3-66　管状吻合器结构示意图

（2）切开缝合器　其产品又称为胃肠缝合器或 GIA（gastrointestinal anastomosis），有 GIA-60、GIA-80、GIA-100、GIA-120 等，数字为缝合臂长的毫米数。国内产品定型名称为 CF，也有人称为侧侧吻合器。切开缝合器可从中央分为两部分，一侧为钉座部分，一侧为钉架部分。钉架部分不论是单次使用还是重复使用的，其钉架均可拆卸更换。切开缝合器在四排钮钉之间可直线切开，适用于肠肠侧侧吻合、胃肠侧侧吻合。

（3）残端闭合器　又称胸腹吻合器，国外产品称 TA（thoracoabdominal anastomosis），有 TA55、TA90 等，数字是闭合钳长度的毫米数，国内产品称 XF。主要用于封闭残端，也分器身和配件两部分。配件是含有两排钮钉和推钉片的钉架，钉架和器身上钉座的距离可通过尾端螺丝和器身中的指示标来调节。击发时，钉架上的鳃角与钉座的平面互相接角表明缝合完成，然后用力切断，残端封闭即告完成。

2. 器械吻合、缝合技术的应用

器械吻合要求操作者具备良好的手工缝合技术，在初次应用器械吻合前，应要求有一定的动物实验经历，以免因操作技术上的失误造成吻合失败。

对消化道的重建吻合而言，器械吻合与手工吻合一样，都要求吻合口无张力，吻合口两端有良好的血运，断端清洁，避免污染，两端对合良好，不能混入脂肪或其他组织，术野暴露良好。

（1）吻合器的选择和使用　首先是选择大小适宜的吻合器。国人的食道内径一般为 26 ～ 28mm，所以选用 26# 或 28# 的管状吻合器较合适。一般人可选用 26#，身材高大或食道因梗阻而有扩张者可选用 28#。直肠和肛管的外径为 31 ～ 34mm，按患者的个体差异选择不同直径的吻合器。吻合器过大易撕裂肠壁浆膜，吻合器过小术后易造成狭窄。在正式使用吻合器前，可先用不同的吻合器试插入，以能顺利插进肠腔为宜。安置吻合器之前，必须检查钽钉是否齐全，上好保险后方能置入。

（2）荷包或绕边缝合与固定　荷包缝合的缝线要求拉力强、组织通过性好。多采用带有弯针的 2/0 尼龙线，不宜用丝线替代尼龙线，以免不能完好收拢荷包，且打结时易拉断。缝合前断端要修剪整齐。用于吻合的肠管至少游离 20cm，并去除肠壁脂肪组织及结扎线头，以免影响对合。

荷包缝合可采用荷包缝合器缝合或手工绕边缝合。手工绕边缝合较荷包内翻缝合好，组织皱缩均匀，结扎可靠，连续绕边缝合间距不宜过大，一般在 0.2 ～ 0.4cm，以免收紧时出现不匀皱缩和裂口。边距不应超过 0.3cm，以免收紧荷包后钉舱内容过多，影响吻合。绕边缝合时要注意缝合好肠壁全层，不应把黏膜漏缝，这是防止泄漏和狭窄的关键所在。收紧荷包线时要切实收紧，荷包要均匀分布在吻合器中心杆上。吻合器之间的组织不宜太厚，否则钽钉不能弯曲成 "B" 字形，易并发吻合口瘘。

（3）吻合器的咬合和退出　吻合器插入前需涂抹石蜡油以润滑。吻合器对合后，旋转尾端螺旋，直至两断端合拢靠紧，注意不可压缩过紧，以免组织压榨损伤。胃肠道的吻合压缩间距在 1 ～ 2mm，不能超过 3mm，击发要一次成功，要有一定的冲击力，不得松开后再击发。退出吻合器的方法：左手固定吻合器，右手旋松吻合器尾端螺旋，同时将中心杆向前推进，使吻合器头和体分开，然后左右或上下摆动退出吻合器。

（4）吻合后处理　吻合器拆除后，检查两个切环组织是否完整，吻合器内是否有钽钉残留。如切环完整且均匀，吻合器上无钽钉残留，说明吻合良好，一般不需要补针。如切环不均匀，可在薄弱处手工缝合加固。加固后，将生理盐水浸过吻合口，肠腔内注气，观察是否有气泡逸出。如有气泡逸出，找出裂开部位缝合修补。在取切环时要明确前后左右的位置，如切环有缺损，即可明确缺损位置，以便缝合加固。

3. 器械吻合实例

现以管型消化道吻合器为例阐述如下。

管型消化道吻合器的结构较复杂（图 3-67），由几十个部件组成，其主体结构分三部分：①带有中心杆的刀座和抵钉座。②结构内装钽合金制成的缝合钉、推进片及环形刀的塑料钉架。③装有手柄、推进器、调节螺杆的中空器身。使用时，先关好保险杆，检查塑料钉架内缝钉是否安装合适。将塑料钉架对准缺口装入器身钉架座内，塑料刀座装入抵钉座内，组装好的吻合器抵钉座和钉架分别放入待吻合的消化道的两端，并围绕中心杆，将消化道两端各做一荷包缝线紧扎于中心杆上（图3-68）。中心杆插入器身后，顺时针方向旋转调节螺杆，使用时使消化道两端靠拢，压紧（图3-69）。打开保险杆，用力合拢手柄，吻合和残端环形切除一次完成（图3-70），再逆时针方向拧松调节螺杆，取出吻合器，吻合即告完成（图3-71）。

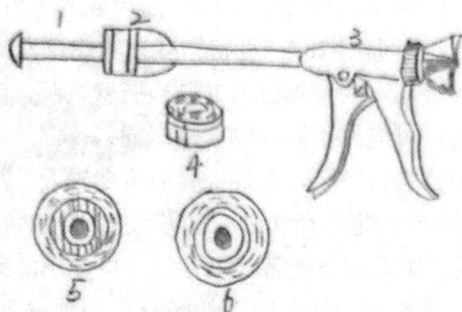

（1）中心杆 （2）钉架 （3）器身 （4）未组装的钉架 （5）抵钉座及刀座 （6）钉架及环形刀平面

图 3-67　管型消化道吻合器

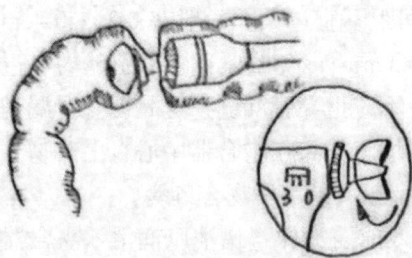

图 3-68　管型消化道吻合器的使用 a　　　图 3-69　管型消化道吻合器的使用 b

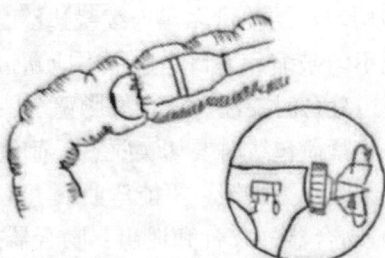

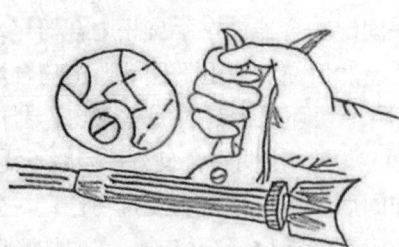

图 3-70　管型消化道吻合器的使用 c　　　图 3-71　管型消化道吻合器的使用 d

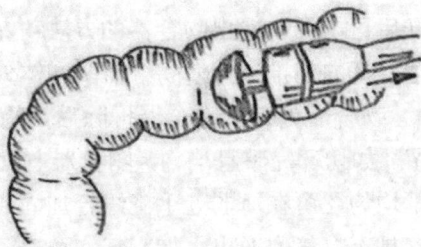

第四章　手术基本操作技术 ▷▷▷▷

外科主要是通过手术或手法治疗疾病的。尽管手术名目繁多，难易程度也各有不同，但任何手术都是由切开、止血、显露、打结、缝合、剪线（拆线）、引流等手术基本操作技术（basic operative techniques）来完成的。

要成为合格的外科医师，除了要有扎实的知识和理论基础，还必须要有娴熟的基本技术。手术基本技术操作是否正确，熟练程度如何，可直接影响手术效果。例如，止血结扎不牢或结扎方法不正确，可能发生线结滑脱。轻者可发生血肿，影响组织愈合，重者可发生致命性大出血。外科医生要拥有稳健有力、运用自如的灵巧之手，在学习之初就需规范化，多加练习每一个动作、每一个步骤，才能较好地掌握。

除了在实验室由老师示教及自己在实验课上练习外，还要不失时机地抓紧每一个机会去练习，如在衣服的纽扣上练习结扎、绣花。为使缝合技术更娴熟，可在衣服口袋中放置一把血管钳，一有时间就把手伸进口袋中，练习控制血管钳的开与闭等。一些有心者为了使自己的技术更灵巧，甚至在夜晚的黑暗中反复练习研究，训练几千次。唯有如此，在手术台前方能得心应手，这就是熟能生巧的道理。

第一节　切开

切开（incision）往往是进行外科手术的第一步操作，包括皮肤和其他组织的切开。为了保证手术成功，应选择正确的切口部位，充分显露手术视野，防止意外损伤。切开前，一定要熟悉手术区的局部解剖，必要时可用止血带止血，以确保手术视野清晰。

一、切口分类

手术切口根据是否污染分为三类：①清洁切口（Ⅰ类切口），指缝合的无菌切口，如甲状腺大部切除术等。②可能污染切口（Ⅱ类切口），指手术时可能带有污染的缝合切口，如胃大部切除术。皮肤不容易彻底消毒的部位、6小时内的伤口经过清创术缝合、新缝合的切口再度切开者，也属此类。③污染切口（Ⅲ类切口），指邻近感染区或组织直接暴露于污染或感染物的切口，如阑尾穿孔的阑尾切除术、肠梗阻坏死的手术等。

二、切口部位的选择

正确的切口选择是做好手术的重要步骤之一。表浅部位的手术切口，一般选择病变部位之体表。深部手术的理想切口应符合的基本条件：①切口距离病变部位最近、利于显露手术视野。②组织损伤小。③愈合牢固。④术后不影响切口部位的功能。⑤利于美观，顺皮纹切口、能被毛发或皮肤皱褶掩盖的切口对原有外形影响小。对切口的选择，需要全面的分析，一般应注意以下几个问题。

（一）切口距离病变部位最近

切开后能从最短距离和最佳视野显露患处。

（二）切口损伤要小

不能损伤重要的解剖结构。任何切口对组织都有损伤，尽量避开重要血管、神经通过处，以免损伤甚至切断。避免意外损伤的基础是对局部解剖的充分了解，有些手术必须在血管神经走行区操作，只有意识到损伤存在的可能性才能真正避免损伤。

（三）便于切口延长

例如，腹部经腹直肌切口可为多种腹部手术提供良好的显露，且一旦需要延长切口，非常方便，特别是需要采用胸腹联合切口时。

（四）切口要足够大

应根据患者的体形、病变的深度、手术的难度及麻醉条件等决定切口的大小。切口一般不宜过小，以免手术中过度牵拉，造成过多的组织损伤，以及在出现意外情况时不利于处理。其要求是皮肤切口要足够长，而且分离要充分，用足切口，以免造成皮肤切口的浪费。

（五）有利于术后功能外形恢复

切口不能影响该部的生理功能。腋窝、腘窝、肘窝等关节部位切口应避免垂直通过，以免术后瘢痕形成影响关节活动。避免在手掌、足底等敏感、负重部位做切口。

（六）顺皮纹切开

沿皮纹切开时切口张力小，反之张力较大（图 4-1）。面部、颈部切口应顺皮纹线进行（图 4-2、图 4-3），也可根据需要，沿轮廓线切开（图 4-4）。

（七）做切口标记

对选定的特殊部位切口线，可用记号笔标记。对于长切口及有弧度的切口，可用记号笔标记几处垂直于切口的标志线，以利于切口缝合时对位良好。

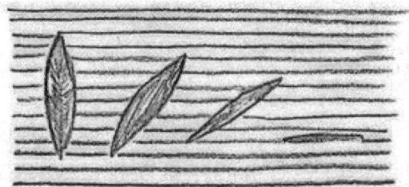

图 4-1　切口与皮纹的关系

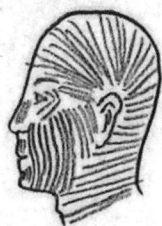

图 4-2　面颈部皮纹线　　　图 4-3　面部切口　　　图 4-4　面颈部轮廓线切口

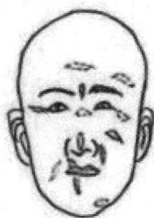

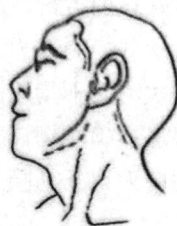

三、切口的基本原则

直视下由浅入深，逐层切开，层次清楚。切口方向多为纵向，长度以有效地暴露手术野为准。

四、组织切开的注意事项

（一）在做组织切开时，要适当选择手术刀

不同部位组织切开时应选择大小、型号适当的手术刀，不宜用尖刀切皮、用圆刀切开血管。刀刃必须锋利，可预先试切少许无菌纱布或无菌绷带卷。

（二）执刀方法要合适

根据切开部位、切口长短、手术刀大小，选择正确的执刀方法，如不要用指压式执刀法分离切开血管、神经等（详见第三章外科手术器械及其使用方法）。

（三）运刀得当

刀法准确，切口整齐，并可随切口部位、走向的不同随时变换执刀方法，皮肤切开争取一气呵成，达到理想切开。执弓式及握持式执刀时，手、腕、前臂应固定于一定姿势，靠肩关节、上臂的运动带动前臂、腕及手部。执笔式及反挑式执刀时，肩、肘关节固定于一定姿势，依靠手指、腕关节运动。

切开皮肤时，一般遵循"垂直下刀、水平走行、垂直出刀、用力均匀、不可偏斜"的原则。皮肤和皮下组织可以一次性切开，不宜多次切开和斜切（图 4-5）。对于皮下脂肪层较厚的患者，切开时注意不要将皮下脂肪向一侧牵拉，以免切线偏斜。切开有毛发部位时，应沿毛根方向切入，以减少术后秃发。切开时用左食指、拇指固定切口部位，必要时可由助手协助固定切口处皮肤。

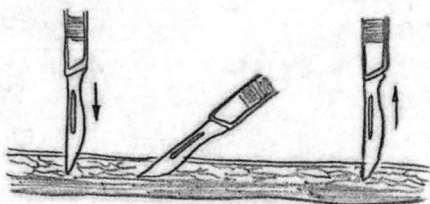

图 4-5　运刀方向

运刀好坏的关键在于执刀的方法。执刀运刀力点在中间，手指捏刀的部位应该靠前，以稳定刀柄并控制刀刃的方向和力量，以手掌的小鱼际作为支点，形成力臂，所以执刀的要领是执力而不是压力。同时，要用最快的刀刃凸出部位下切，刀刃凸出部与组织面垂直，刀法准确，切口整齐。从切口开始到终止，刀口必须在同一深度切开全层皮肤。避免用切皮刀切开筋膜与肌肉层。

（四）注意保护切口

对于腹部切口或其他较大切口，切开皮肤、皮下组织后，为了减少切口污染，可用组织钳和巾钳将两块无菌巾或纱布垫固定于皮下组织层。手术时间较长时，可将无菌巾或纱布垫与皮下组织层缝合。

（五）防止损伤正常组织

对于体形较瘦者，应避免用力过大，以防切入过深损伤深部组织或器官。重要部位更应仔细切割，防止"滑刀"和"偏刀"。肌肉或腱膜应尽可能顺纤维方向分开，再进行分离，必要时也可切断肌肉或腱膜，但要注意止血。切开腹膜时，一定不要损伤腹腔内器官。术者和助手可各用一血管钳，在切口中段处交替提夹腹膜 2～3 次，确保未夹住内脏器官后，再进行切开（图 4-6）。

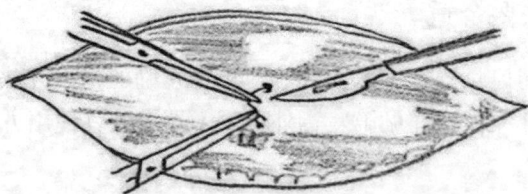

图 4-6　腹膜的切开

较大的切口由手术者与助手用手在切口两旁或上、下将皮肤固定（小切口由手术者用拇指及食指在切口两旁固定），刀刃与皮肤垂直，均匀用力，一次切开皮肤及皮下脂肪（图 4-7）。应避免多次切割造成切口边缘参差不齐，影响愈合或形成瘢痕而影响美观。并应防止切入过深，损伤深部组织。对皮下脂肪层较厚的患者，切开时应注意不要将皮下脂肪向一侧牵拉，以免切线偏斜。对深部组织应逐层切开。

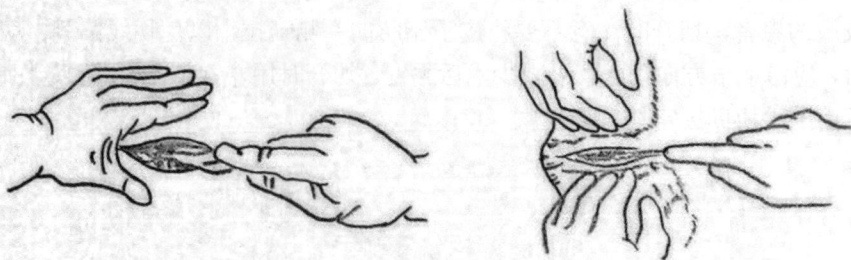

图 4-7　皮肤切开

（六）防止污染

做胃、肠、胆管和输尿管等管腔切开时，因管腔内可能存在污染物或感染性液体，须用纱布保护准备切开脏器或组织部位的四周，在拟做切口的两侧各缝一牵引线并保持张力，逐层用手术刀或电刀切开，出血点用细丝线结扎或电凝止血。可边切开，边由助手用吸引器吸除管腔内的污染物或感染性液体（图 4-8）。

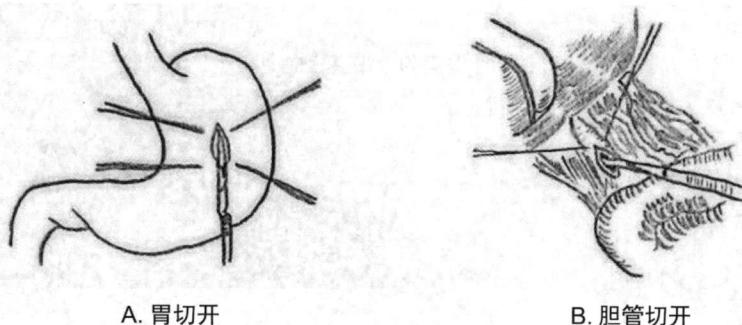

A. 胃切开　　　　　　　　　B. 胆管切开

图 4-8　正确的管腔切开法

第二节　止血

止血（hemostasis）是一项重要的基本操作，要求准确、迅速、可靠。常用的止血方法包括结扎止血、电凝止血、止血剂止血、压迫止血、填塞止血、止血带止血等。

一、常用的止血方法

（一）结扎止血法

结扎止血法是最常用、最可靠的止血方法之一，有单纯结扎和缝合结扎两种。结扎止血法常用于出血点明显的出血，也用于某些组织蒂部的处理。

1. 单纯结扎

单纯结扎即缝线绕过血管后打结进行的结扎。适用于一般小血管出血，对较大血管的近心端可采用两个单纯结扎（双重结扎）。本方法是手术过程中应用较多的止血方法。在切开和分离组织时，如血管已被切断出血，先用纱布暂时压迫止血，继而将纱布移去，用血管钳尖端垂直夹住出血点，要尽可能准确地一次夹住，夹住的组织不宜太多，也不宜太紧。一般只需扣上血管钳柄上的 1 ~ 2 齿，助手将血管钳轻轻提起直立，术者将结扎线从右向左绕过血管钳（单手或双手），助手将血管钳放平并略偏向一侧，露出钳端，需要结扎的组织必须完全置于结扎线的线圈内，术者在钳端的深面打结（图 4-9）。待收紧第一单结时，助手缓慢放开，移去血管钳，继续将第一单结进一步收紧，再打第二结（图 4-10）。如血管钳放松过早，血管滑脱，可引起再出血。血管钳放松过晚，则结扎不紧。

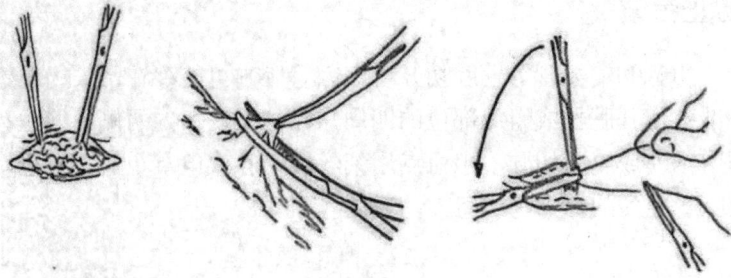

图 4-9　钳夹止血

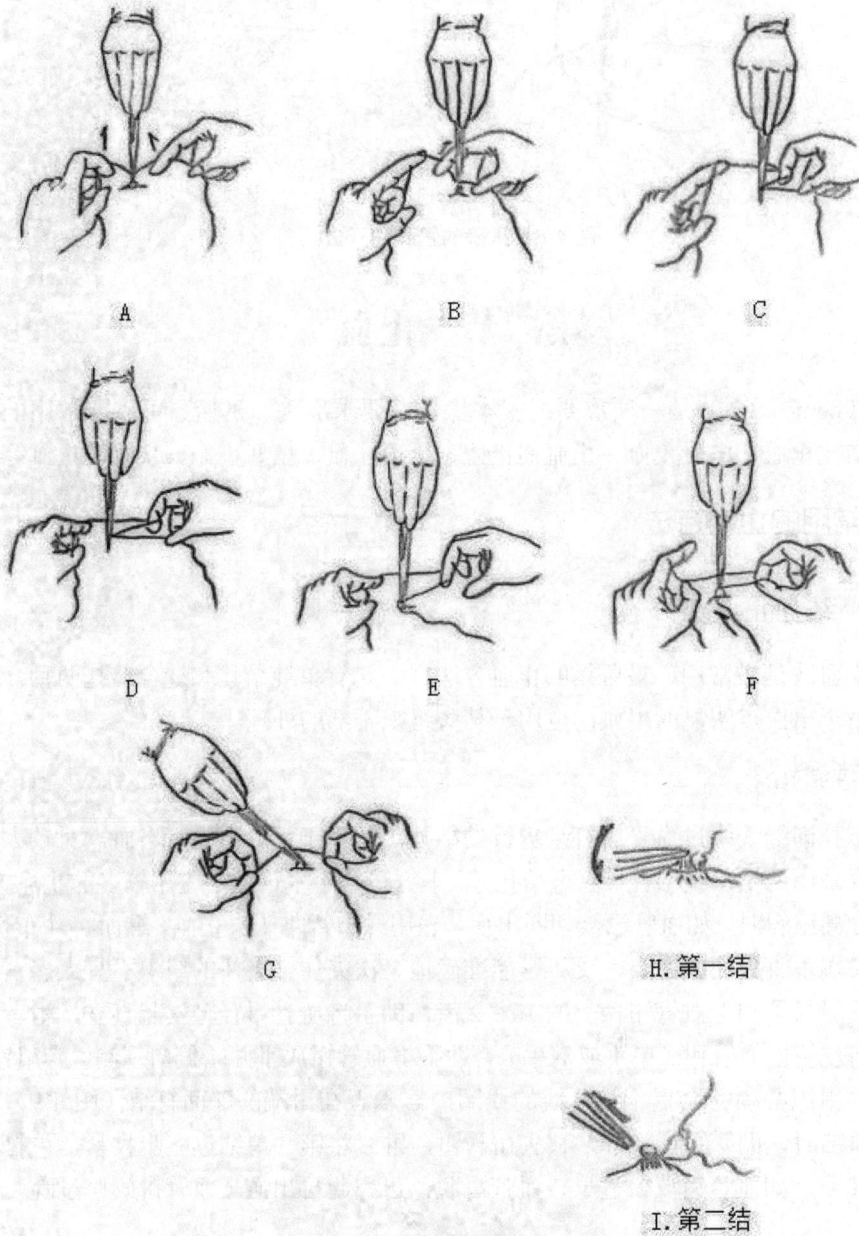

图 4-10　双手递线结扎出血点法

结扎线一般按血管的大小或组织的多少采用细号或中号丝线，通常用0～1号丝线。打结时，确保打成方结，防止打成滑结。结扎的力度要适当，力度过小则结扎不紧，力度过大则可能拉断结扎线或切割血管，再发生出血。避免线扭折、突然用力或向上提拉过甚，以致将线扯断或将组织撕脱。看到血管或确知有血管时，最妥善的办法是用血管钳夹住血管的两端，在其中间切断，然后结扎血管断端；或先穿过结扎线结扎血管两端，再从中间剪断。后者常用于深部血管的止血。

2. 缝合结扎

缝合结扎又称贯穿结扎或缝扎，用于单纯结扎有困难、钳夹的组织较多、组织容易滑脱，或是较重要部位、较大血管的止血。其优点是结扎线不会脱落，止血效果更为可靠。具体方法是先用血管钳夹住血管，助手将血管钳放平，轻轻提起，手术者将缝线穿过血管断端和组织，绕过一侧，再绕过另一侧打结（单贯穿缝合法）；或在绕过一侧后，再穿过血管和组织，于另一侧打结（双贯穿缝合法）。注意前后两次穿针处应靠近，否则易遗留血管未被扎住（图4-11、图4-12）。

结扎时，由助手将血管钳徐徐松开。对于较大动脉的止血，先在动脉的近心端做一单纯结扎，然后在结扎线的远端再做一缝合结扎，比较安全可靠。缝合止血时，注意不要穿透动、静脉，否则可发生大出血、血肿，甚至动静脉瘘。对于压力较高和粗大的血管，为了避免单纯结扎可能勒断血管壁，造成破裂出血，可将血管断端以细丝线连续缝合关闭（图4-13）。

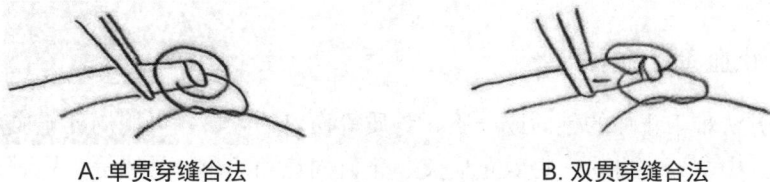

A. 单贯穿缝合法   B. 双贯穿缝合法

图4-11 贯穿缝合法

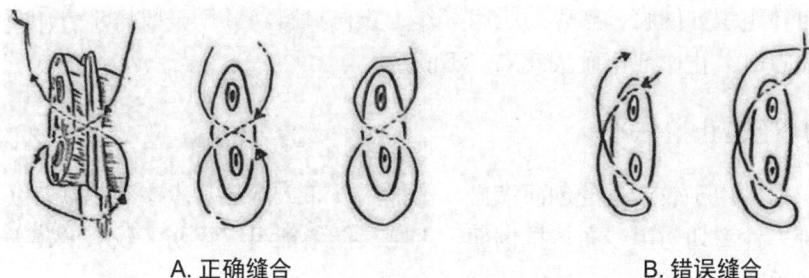

A. 正确缝合   B. 错误缝合

图4-12 双贯穿缝合法

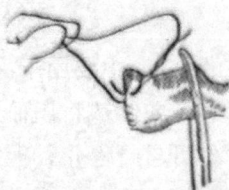

图4-13 血管断端连续缝合

（二）电凝止血法

利用电凝器产生的高频电流止血，通过烧灼原理使蛋白凝固而达到止血的目的，常用于浅部较广泛的小出血点，在神经外科应用较多。电凝止血有两种方法，一是直接用电凝器头或双极电凝镊夹住出血点止血，二是先用血管钳夹住出血点，向上轻轻提起，擦干血液，再用电凝器头接触血管钳柄止血或用电凝器头直接接触出血点，待局部冒烟即可（图4-14）。

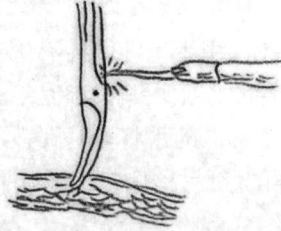

图 4-14　电凝止血法

除所夹的出血点以外，电凝器不与周围组织接触。电流过大易损伤周围组织或灼成焦痂，反而不易止血。电凝时间不宜过长，以免灼伤范围过大，影响切口愈合。此法不宜用于皮缘，以免伤口愈合不良，在空腔脏器、大血管附近等处，也不宜用电凝止血，以防组织坏死后影响愈合或继发感染。有时电凝止血可节约时间，减少异物存留，但对于较大血管的出血，仍应以结扎止血为宜，以免发生继发性出血。此法易产生火花，故手术室内不要留易燃物。

（三）止血剂止血法

用一般方法难于止住的创面或肝脏、骨质等伤口的渗血，可用局部止血剂。常用的有明胶海绵、中草药止血粉、特效止血灵、止血棉花和纱布、骨蜡等。用时先以干纱布吸拭创面，尽量使其干燥，再敷上止血剂。一般在加压片刻后，即可达到止血目的。有时亦可用自体组织如网膜、捣碎的肌肉等作为止血材料。骨蜡一般用于骨质渗血。但有活动性出血点时，止血剂止血法效果多不满意。

（四）压迫止血法

压迫止血常用于较广泛的创面渗血，一般用纱布或湿热盐水纱布垫（拧干）按压创面处数分钟，注意切勿用纱布擦拭创面，否则只能增加组织损伤。较大的出血点也可用手指暂时压迫止血。

（五）填塞止血法

填塞止血实际上也是压迫止血的一种，主要用于深部组织出血不易止住时（图4-15）。填塞止血法是临时性止血法，系用纱布或纱垫将出血处加压填塞止血，留置时间不宜过长，止血后要逐渐取出。小的渗血多可自行停止，但大的出血点还需进行结扎或缝合止血。本法适用于毛细血管渗血或小血管出血，有时也用于深部组织（鼻腔、子宫腔、腹膜后、骶前等）血管损伤，找到出血点困难，缝合困难或患者病情危重，不适合立即对显露出血的血管进行处理者。

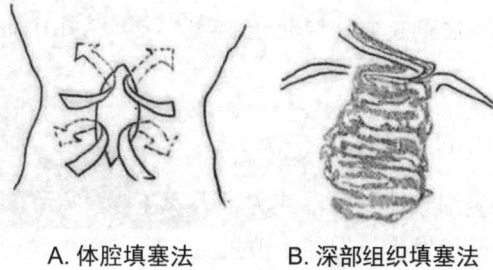

A. 体腔填塞法　　　　B. 深部组织填塞法

图 4-15　填塞止血法

填塞止血留置的纱布易引起感染和继发性出血等并发症，一般少用。用时将纱布垫堵塞压迫出血，注意勿留潜在腔隙，要保持一定压力，把堵塞物的尾部置于体外，便于日后取出。二次处理时机：待患者病情好转，再处理破裂血管，或 3 ~ 5 天后，在做好充分止血准备的情况下，再将纱布逐渐取出。

（六）止血带止血法

多用于肢体的手术（如矫形手术、截肢、烧伤切痂等）。因止血带暂时阻断血流，创造了"无血"的手术野，可减少术中失血量，并有利于精细的解剖。常用的有橡皮驱血带止血、充气止血带止血两种方法。一般宜用充气止血带，若用橡皮或乳胶管止血带时，局部应垫以纱布垫或手术巾，以防损伤软组织、血管及神经。

止血带也可用于手术过程中的短暂止血，如肝门、肾门、大血管等，方法是先将肢体抬高，或加用驱血带，然后扎上止血带。止血带的使用部位要准确，上肢在上臂上 1/3，下肢在大腿中上段，手指在指根部。止血带压力取决于患者的年龄、血压和肢体的粗细，维持上肢止血的压力为 135 ~ 255mmHg，维持下肢止血的压力为 175 ~ 305mmHg。若压力过低，只阻断了静脉血的回流，反而会增加肢体的充血及出血量。

使用止血带的时间不能超过 1 小时，若需连续使用，应每隔 1 小时即放松 1 次，待血流恢复后再扎紧。在放松止血带时，有时由于大量血液在短时间内流入扩张的血管床中，使全身有效循环血量锐减（特别是用在下肢时），可导致血压下降，甚至出现休克。肢体有严重感染时，止血带使用的时间更不宜过长。

二、止血方法的选择

（一）浅表组织止血

一般皮下小的渗血点，可用压迫止血。较大的出血点，可先以血管钳尖端准确夹住，然后用结扎法或电凝法止血。有时，切口通过瘢痕组织或患者有凝血机制障碍，会出现成片渗血现象，可用热盐水垫或肾上腺素盐水（100mL 盐水中加入肾上腺素 2.5mg）垫压迫止血。必要时可用止血剂止血。

（二）深部组织止血

手术过程中对深部组织出血的处理，应根据情况使用单纯结扎止血、缝合止血（贯穿缝合）、电凝止血、止血剂止血、填充止血等方法。结扎止血时打结要牢固、可靠，剪线时线头不宜过短。

（三）大血管出血的处理

手术过程中，操作应细致，切忌单纯为了手术速度，操作粗暴，造成大血管的破裂出血。务必提高警惕，避免发生，但如不慎发生，应迅速正确处理。

1. 在血管丰富的部位施行手术时，可先将主要的供血动脉加以控制，如动脉瘤手术时，可先显露上下端动、静脉，并加以控制。

2. 分离大血管时，应在血管鞘内进行。先将血管鞘提起、切开，沿血管纵轴将其向上、下分离约达血管周径的 2/3，然后用直角血管钳分离血管后侧。分离时应避免伤及血管的分支（特别是来自后侧者）。若动、静脉并行，直角钳应从两血管间伸入，再转向外侧，在鞘内分离血管比较容易，且不容易损伤其伴行的血管及邻近的组织（图 4-16）。如果血管较小，且不便在鞘内分离，需要在鞘外分离时用钝头剪刀或血管钳沿血管壁纵行分离，切忌与血管壁成角分离（图 4-17）。

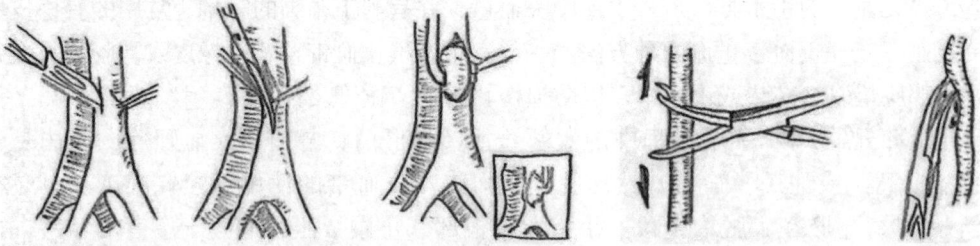

A. 切开动脉外鞘　B. 分离、剪开动脉外鞘　C. 直角钳鞘内分离　　　A. 正确　　　　B. 错误
（方向错误）

图 4-16　血管鞘内分离大血管　　　　　　　图 4-17　血管鞘外分离血管法

3. 结扎较粗的动脉时，应选择合适的丝线。丝线过细，容易勒破血管壁，有动脉粥样硬化者，甚至可使血管断裂；丝线过粗，则不易扎紧。打结时宜缓慢、用力均匀。一般应做双重结扎、三重结扎，或加以贯穿缝扎。结扎处距离血管断端不宜太近，线头应留得稍长，以防线结滑脱。如果血管包含在大块组织内，应将其分离后再结扎，否则不但结扎不紧，而且若出现组织坏死松动，可发生继发性出血。在切断较大血管时，应先在结扎线之间夹上双钳，再将其切断，较为安全（图 4-18、图 4-19）。

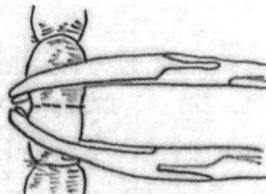

图 4-18　较大血管切断法

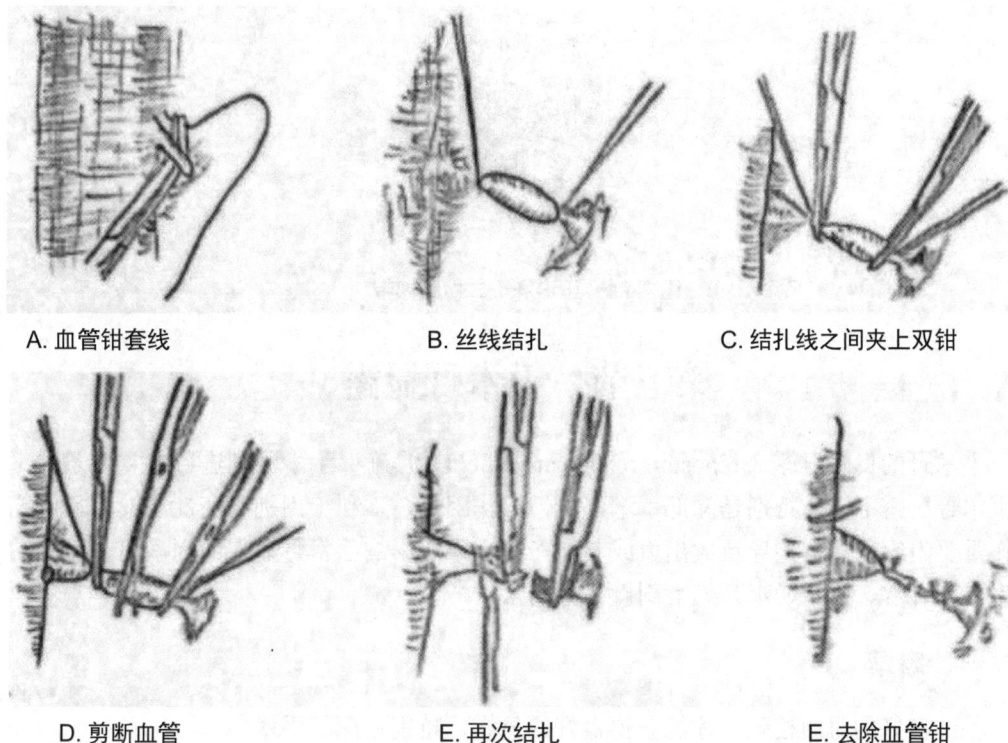

A. 血管钳套线　　　　　　　　B. 丝线结扎　　　　　　　　C. 结扎线之间夹上双钳

D. 剪断血管　　　　　　　　　E. 再次结扎　　　　　　　　E. 去除血管钳

图 4-19　较大血管切断步骤

4. 手术中若缝针误穿入大的血管壁，应将针立即退出并加压片刻，出血便止。切不可继续将针线穿过，进行结扎，以致造成更大的血管壁撕裂与大出血（图 4-20）。

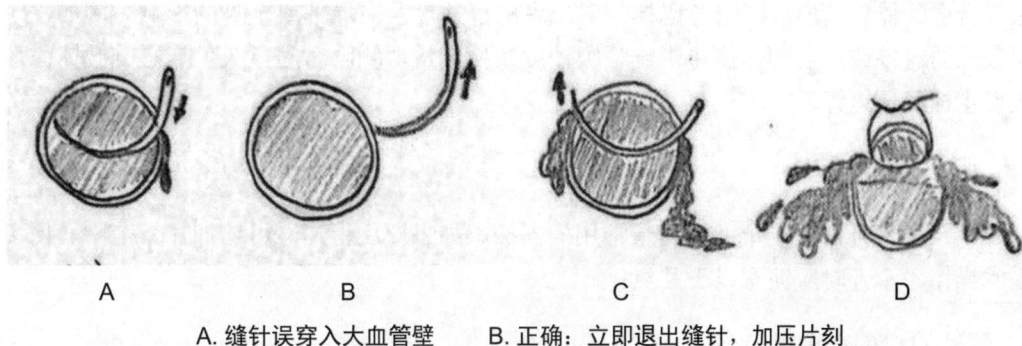

A　　　　　　　B　　　　　　　C　　　　　　　D

A. 缝针误穿入大血管壁　　　　B. 正确：立即退出缝针，加压片刻

C.D. 错误：继续将针线穿过，进行结扎，将发生大出血、血肿、动脉瘤或动静脉瘘

图 4-20　缝针误穿入大血管壁时的处理方法

5. 如遇大出血，手术者应保持镇静，切忌慌乱。可以先用手指捏（压）住出血处，吸除积血，然后慢慢放松手指，看清出血点，准确地予以钳夹或缝合止血。

当大血管被撕裂时，可用无损伤血管钳、环形钳、胃肠组织钳等器械暂行夹闭，然后加以缝合。对一时难以制止的大出血，可将主要的血管压住，暂时阻断血流。如肝、胆出血时压迫肝十二指肠韧带（图 4-21），上腹部出血时在胃小弯上缘将腹主动脉压向脊柱，脾破裂时夹住脾蒂，肠出血时压迫肠系膜上动脉，盆腔内出血时压迫腹主动脉及髂动脉等。上述均为临时性的压迫止血方法，必须随即采取有效的永久性止血措施。

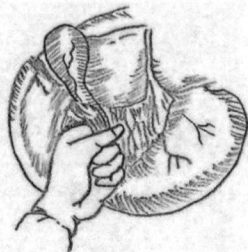

图 4-21　压迫肝十二指肠韧带

第三节　手术野显露

手术野的良好显露（exposure of operative field）是确保手术顺利进行的重要条件。若手术野显露不佳，特别是深部手术，不但操作困难，不利于判别病变性质，而且可能误伤重要组织或器官，导致大出血或其他严重后果。影响手术野显露的因素较多，归纳起来，有麻醉、体位、牵开、解剖剥离等因素。

一、麻醉

保证良好的肌肉松弛，才能获得良好的显露，特别是深部手术。

二、体位

合适的体位常可使深部手术获得较好的显露。一般根据切口、手术的性质与需要，选择合适的体位，但应同时考虑体位对患者的舒适度及对局部或全身的影响。例如，时间较长的过伸或过屈的体位将影响呼吸动度及换气量，侧卧时间过久可能影响肢体循环或发生神经压迫等。

三、牵开

拉钩（牵开器）是帮助显露最常用的器械。如果应用得当，可增加显露范围，便于手术操作。牵开时应注意以下几点：

（一）善于使用拉钩

拉钩的作用是张开伤口及牵开附近脏器或组织，以显露深部组织或病变。将附近脏器或组织牵开时，拉钩下方应垫以湿盐水纱布垫，以增加拉钩的作用，阻止附近脏器（如肠、胃等）涌入手术区域，妨碍手术野的显露及操作，同时纱布垫也可保护周围器官或组织免受损伤。

（二）执拉钩的方法

正确方法一般是掌心向上，而不是掌心向下。如若掌心向下，将难以在恒定的位置持久，导致经常移动，妨碍手术野的显露及操作。

（三）助手应了解手术进程

若助手不知道手术的进程及手术者的意图，则不能很好地主动配合并及时调整拉钩的位置。故术前详细的讨论及术中必要的意见交换是重要的。

（四）牵拉动作应轻柔

在局部浸润麻醉、针刺麻醉或硬脊膜外腔阻滞麻醉时，由于内脏神经敏感性仍存在，牵拉或刺激内脏过度时，可能引起反射性疼痛、肌肉紧张、恶心、呕吐等，致内脏涌入手术野，妨碍操作。若遇此种情况，除牵拉动作及手术操作应尽量轻柔，以减少对内脏的刺激外，必要时可用1%利多卡因进行腹腔内的内脏神经丛封闭（图4-22），以减轻或消除上述现象，改善显露情况。

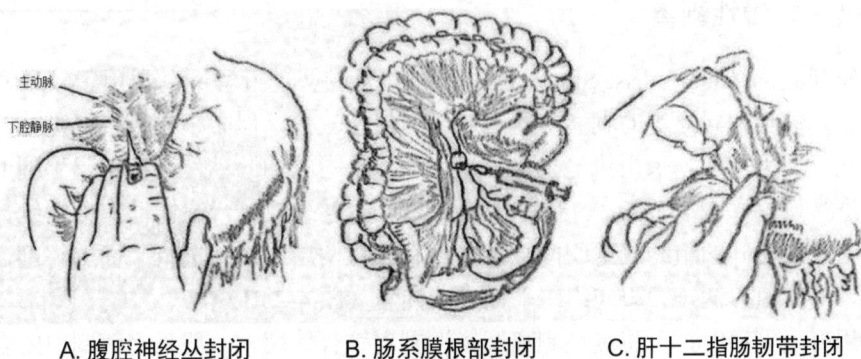

A. 腹腔神经丛封闭　　B. 肠系膜根部封闭　　C. 肝十二指肠韧带封闭

图4-22　腹腔内的内脏神经丛封闭

（五）使用拉钩与其他方法相结合

单纯的牵拉有时并不能获得良好的显露，可与其他方法相结合，常用方法如下：

1. **与体位相结合**　除利用大盐水纱布垫将内脏从手术野隔开外，还可利用体位使内脏坠向一方。例如右半结肠手术时，可将手术台偏向左侧，使大部分小肠坠向左侧，再用大盐水纱布垫隔开，则可达到较满意的显露。

2. **利用内脏本身的特点**　常用的方法是将内脏托起，使深处的手术部位变浅。例如胆总管手术时，将盐水纱布塞入小网膜孔，使胆总管移向前面，有助于显露及操作。利用某些组织的结构牵引内脏，如利用肝圆韧带将肝脏向下或上轻轻牵引，可使胆总管附近结构变浅，利于显露。使内脏体积减小或内容物减少，也是常用的辅助方法之一。例如颅内手术进行脱水使脑容积缩小，盆腔手术留置导尿管以排空膀胱，手术中胃肠胀气显著时，在无菌技术下进行穿刺减压等。

有时，还可将内脏外置。例如腹腔深部手术时，可将小肠置于切口外，以增大腹腔内的可操作空间，但应注意将外置的小肠用湿盐水纱布垫保护好，最好是盛于一透明塑料袋中，既可保温、防止体液蒸发，又便于观察。无论是用盐水纱布垫保护或盛于塑料袋中，均应随时注意外置小肠的颜色，若影响肠管血液循环，应及时纠正。

3. **良好的照明**　手术台照明通常采用多面反光镜的手术无影灯。常规手术室多采用大圆盘结构的手术无影灯，悬吊于手术床上方顶棚，可按需水平和垂直移动并固定之，具有照度高、无影效果好的优点。

四、解剖剥离

良好的显露有利于解剖剥离（dissection），解剖剥离粘连的脏器和组织又可增大显露的范围，两者是相互影响的。有时看上去难以操作的手术，经过较好的显露和细致的解剖剥离后，可得以顺利完成。解剖剥离是外科手术中的重要技术，操作的熟练与否，与对组织器官的损害轻重、出血多寡、手术时间长短等均有密切关系。术中一般根据手术需要和局部解剖特点选择剥离方法，常用的有锐性剥离（锐性分离）和钝性剥离（钝性分离）两种。

（一）锐性剥离

锐利剥离（sharp dissection）是用锐利的刀或剪进行解剖，常用于较致密的组织，如腱膜、鞘膜和瘢痕等的剥离。此法对组织损伤较少，但必须在直视下进行，动作要精细准确。刀刃宜利，采用执笔式执刀法，利用手指的伸缩动作（而不是手腕或上肢的动作）进行切割（图4-23A）。最好用小指靠在附近组织上，这样动作更精细、准确。刀刃应与所需切开的组织或组织间隙垂直。有时在两层组织间进行平面的解剖，如翻起一皮瓣，可横执刀柄，刀刃与组织平面成一钝角（图4-23B）。

用剪刀剥离时，可将钝性剥离及锐性剥离结合使用，一般是将解剖剪闭合伸入组织间隙（勿太深），然后张开分离，仔细观察有无重要组织后再剪断。最好不直接剪，而用推剪的方法，即将剪尖微张，轻轻向前推进（图4-23C）。此法虽可将不需结扎的小血管剪断，但不致将被致密组织（如鞘）裹着的较大血管、神经剪断。如操作较细致，一般不致损伤重要组织，解剖也较迅速。

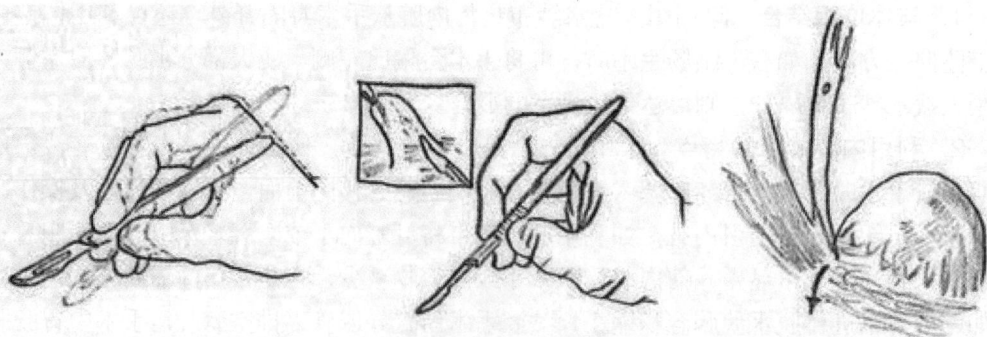

A. 执笔式执刀法的切割动作　B. 横执刀柄进行两组织间解剖法　C. 用剪刀推开组织解剖法

图 4-23　锐性剥离

（二）钝性剥离

钝性剥离（blunt dissection）常用于疏松组织的解剖，如正常解剖间隙，较疏松的粘连、良性肿瘤或囊肿包膜外间隙等。有时，较致密的组织可先用锐性剥离，切开一小口后，再用钝性剥离。钝性剥离常用的器械为血管钳（图4-24A），闭合的解剖剪、刀柄、剥离子（又称"花生米"，见图4-24B，即在血管钳端夹住一块如花生米大小的小纱布团）、海绵钳夹纱布团及各种特殊用途的剥离器（如骨膜剥离器、脑膜剥离器等）。钝性剥离时应轻柔，否则容易造成撕裂或损伤，特别是粘连较多或慢性炎症的部位。

手指剥离也是钝性剥离中常用的方法之一，它不同于一般器械，可借感觉而灵活转动，用于非直视下的深部剥离（图4-24C）。剥离时，手的动作主要是前后方向剥离或向一侧推剥，使较疏松或粘连最少的部分自行分离，然后将手指伸入组织间隙，再逐步深入。对于非直视的深部剥离，除非确认为疏松的纤维性粘连，手指左右大幅度的剥离动作应少用或慎用，否则易导致组织及脏器的严重撕裂或大出血。某些不易钝性剥离的组织，应在直视下用双钳夹住切断，再贯穿缝合，切忌强行剥离，以免导致大出血或损伤重要组织。

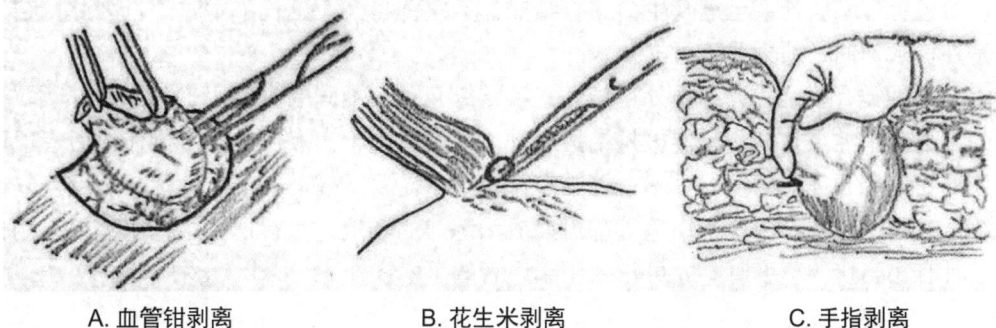

A. 血管钳剥离　　　　　　B. 花生米剥离　　　　　　C. 手指剥离

图4-24　钝性剥离

（三）注意事项

1. 手术者应熟悉局部解剖及辨认病变性质。在进行解剖剥离时，必须弄清左右前后及周围的关系，以防发生意外。在未辨清组织以前，不要轻易剪、割或钳夹，以免损伤重要组织或器官。最好在直视下按组织间隙剥离，不仅操作容易，而且能减少出血和防止损伤正常的组织器官。

2. 操作要细致准确，由浅至深，逐层分离，不可粗暴操作。轻度牵引有利于解剖剥离，使某些疏松的粘连自然分离，显露出解剖间隙。牵扯过多或过猛易造成撕裂，对于炎症等原因使正常解剖界限不清楚的困难病例，需要细心与耐心。

3. 组织粘连较多时，可采用如下措施：①由远及近，由易至难，即由简单到复杂，由外围到核心。一般先从粘连较轻或较疏松的部位开始，或由比较正常的部位逐渐接近病变部位。将四周的解剖关系基本弄清楚后，最后解决难点。切忌盲目剥离，以免造成组织或器官的严重损伤。②如两个器官粘连，界限不清，而其中之一为实质器官，则可沿实质器官边缘进行解剖剥离。因有实质感，便于鉴别，一般不致将脏器穿破。例如肠与肝粘连，宜沿肝面（缘）剥离。如果两者均为空腔脏器，例如肠与肠之间的致密粘连，则可将附近疏松粘连分离后，用左手伸入病变之间进行触诊，摸清可能的分界，略施牵引力，借左手的指感引导，右手持器械在直视下进行分离解剖。这样不但便于解剖分离，而且一旦遇到意外出血，左手即可将其捏住并进行处理，不致造成大出血。③某些有包膜的脏器由于炎症或粘连严重，在包膜外无法分离，或分离时渗血过多，则可进行包膜下剥离。例如肾切除时，如果包膜外粘连致密，无法剥离，可行肾包膜下剥离。肺切除时，如肺与壁层胸膜粘连紧密，可进行胸膜外分离。脾切除时，如脾与后腹壁粘连紧密，可行腹膜外分离。

第四节　打结

打结（tying knots）是结扎止血、组织缝合必不可少的方法之一。打结要求准确、可靠，并力求迅速。准确是要明确需打结的组织部位，不要在不需结扎的地方打结，否则容易损伤组织。可靠是必须使用正确的打结方法，不要让线结松脱而引起出血或缝合组织裂开，给患者带来痛苦甚至危及生命。打结操作不熟练将大大延长手术时间，因此打结常常是外科医师们必须刻苦练习的技术。

结的种类有单结、方结、外科结和三重结等几种，不同的类型用于不同的部位。打结的方法有单纯手打结法和器械打结法两种，前者适用于大多数的手术操作，后者适用于浅部的缝合和一些精细的手术。打结有许多技巧需要掌握，要不厌其烦、反反复复地训练，衣服的纽扣、树枝、钢笔等都可以成为练习的场地。只有把打结技术练得运用自如且具有相当快的速度时，才可正式用于患者的手术操作。

一、结的种类

（一）正确的结

外科手术所用的结必须牢靠，不能自行松解或脱落。结的种类很多，常用的有方结、三重结、外科结（图 4-25）。

1. **方结**（square knot）　又称平结，是由两个方向相反的单结组成，是外科手术中最常用的一种。第一个结与第二个结的方向相反，线圈内张力越大，结扎越紧，故不易滑脱，最为牢靠。用于较小血管和各种缝合时的结扎。

2. **外科结**（surgeon knot）　打第一个结时绕两次，使摩擦增大，在打第二个结时不易滑脱和松动，可靠但比较费时。平时一般少用，多用于大血管或有张力缝合后的结扎。

3. **三重结**（extra half hitch on reef knot）　又称为三叠结、加强结，是在打好方结后，再打一个与第一结方向相同的结，以加强其牢靠性，但因遗留在组织内的结扎线较多，多用于有张力的缝合、结扎较大的动脉或肠线、尼龙线打结时。

（二）错误的结

通常发生的错误结是假结和滑结（图 4-25D，E）。

1. **假结**（false knot）　假结是两道结扎线方向相同的结，易于滑脱，不可采用。

2. **滑结**（slip knot）　滑结是在打方结时，两手用力不均匀，只拉紧一端的线，形成滑结，更容易脱落，应当尽量注意避免发生。

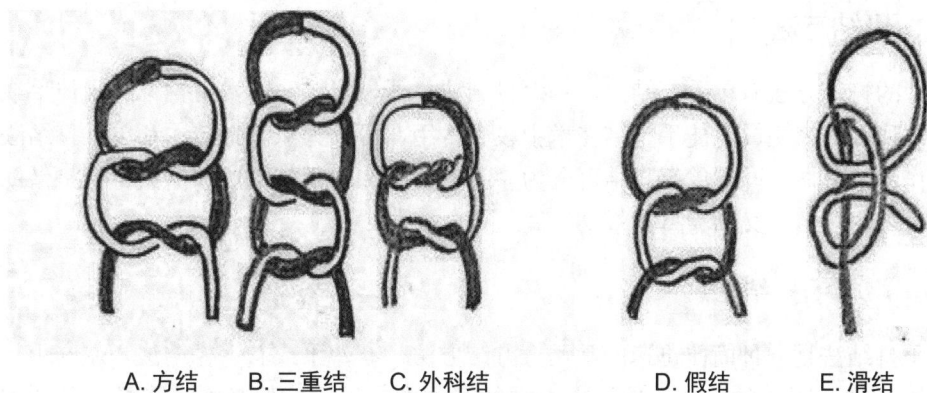

A. 方结　　B. 三重结　　C. 外科结　　　　D. 假结　　E. 滑结

图 4-25　结的种类

二、打结递线

术中打结递线一般有两种方法，即手递线法和器械递线法（图 4-26）。手递线法适用于表浅部位的组织结扎，是指打结者一只手握持线卷，将结扎线头绕过钳夹组织的血管钳后，递给另一只手；也有人将线卷绕过钳夹组织的血管钳后，递给另一只手。器械递线法则适用于深部组织的结扎，是指在打结前用一把血管钳夹住丝线的一端，将该钳夹线头绕过钳夹组织的血管钳，递给另一只手从而打结的方法，也可将带线的血管钳绕过钳夹组织的血管钳递给另一只手，双手握住线的两端打结。

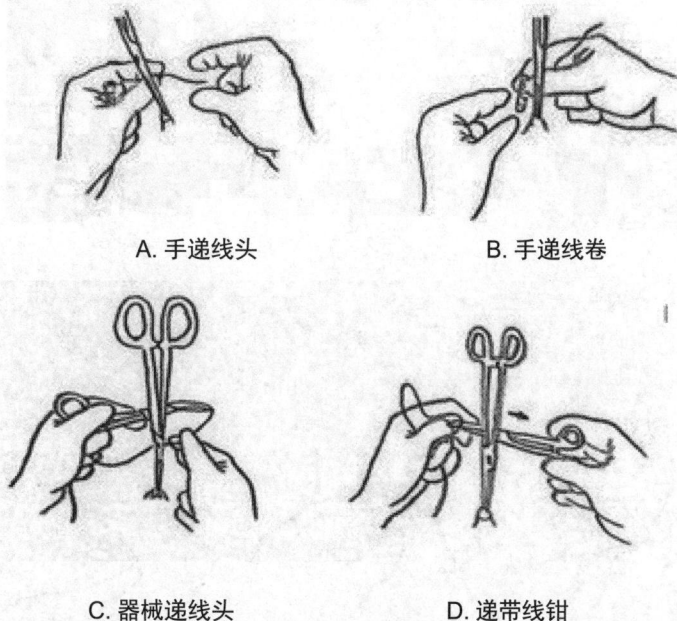

A. 手递线头　　　　　　　　　　B. 手递线卷

C. 器械递线头　　　　　　　　D. 递带线钳

图 4-26　打结递线

递线方法根据结扎线的两端是否相交，分为交叉递线和非交叉递线。对于交叉递线来说，第一个单结为右手食指结，做结后双手可直接拉紧结扎线，不需要再做交叉。如果是非交叉递线，第一个单结为右手中指结，做结后双手需交叉以后才能拉紧结扎线。

三、打结方法

常用的打结方法有单手打结法、双手打结法、器械打结法。术中打结可用徒手或借助器械两种方式来完成。徒手打结在术中较为常用，可分为双手打结法和单手打结法。根据操作者的习惯不同，单手打结可分为左手打结法和右手打结法。器械打结是借助持针器或血管钳打结，又称为持钳打结法。

（一）单手打结法

单手打结法是一种简便迅速的常用打方结方法，有左手或右手打结法，左右手均可打结（图4-27、图4-28）。虽然各人打结的习惯常有不同，但基本动作是一致的。结扎止血时，一般由右手握血管钳，用左手打结较为方便而顺手。单手打结，速度较快，可以缩短手术时间，但如操作不当，易成滑结。现以右手单手打结法为例说明其基本动作。

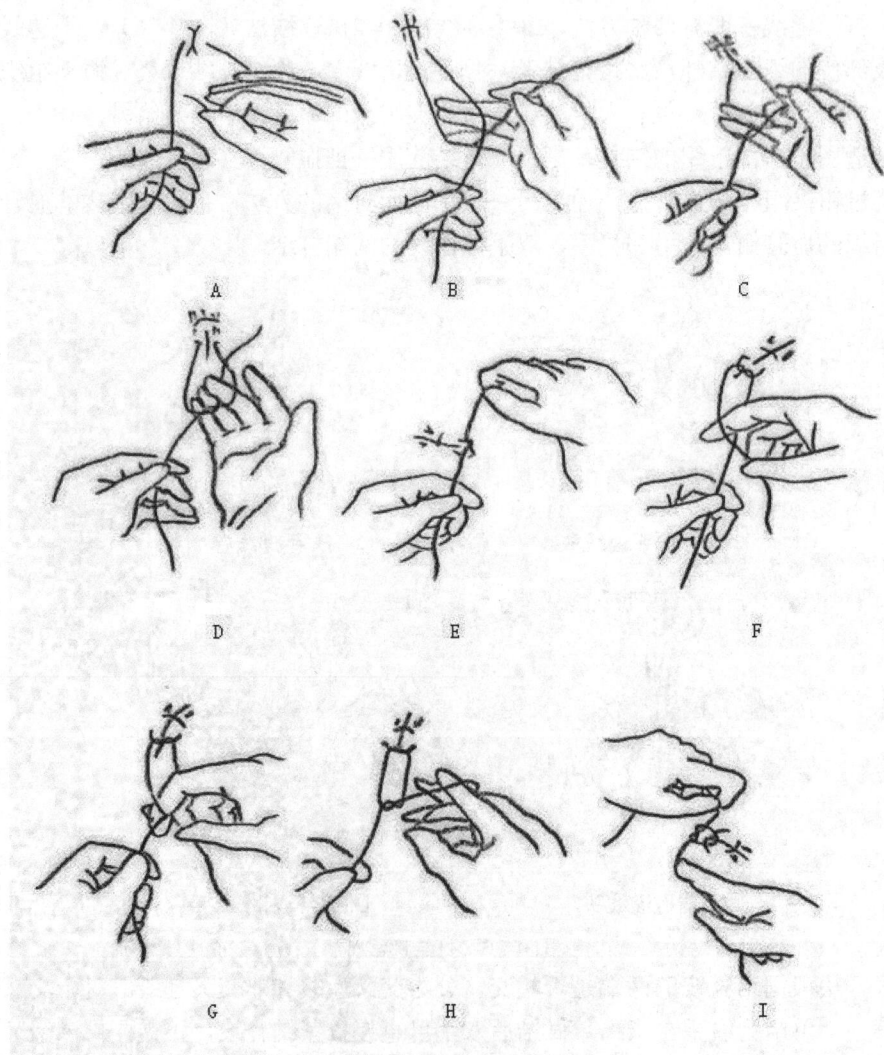

图4-27　单手打结法（右手）

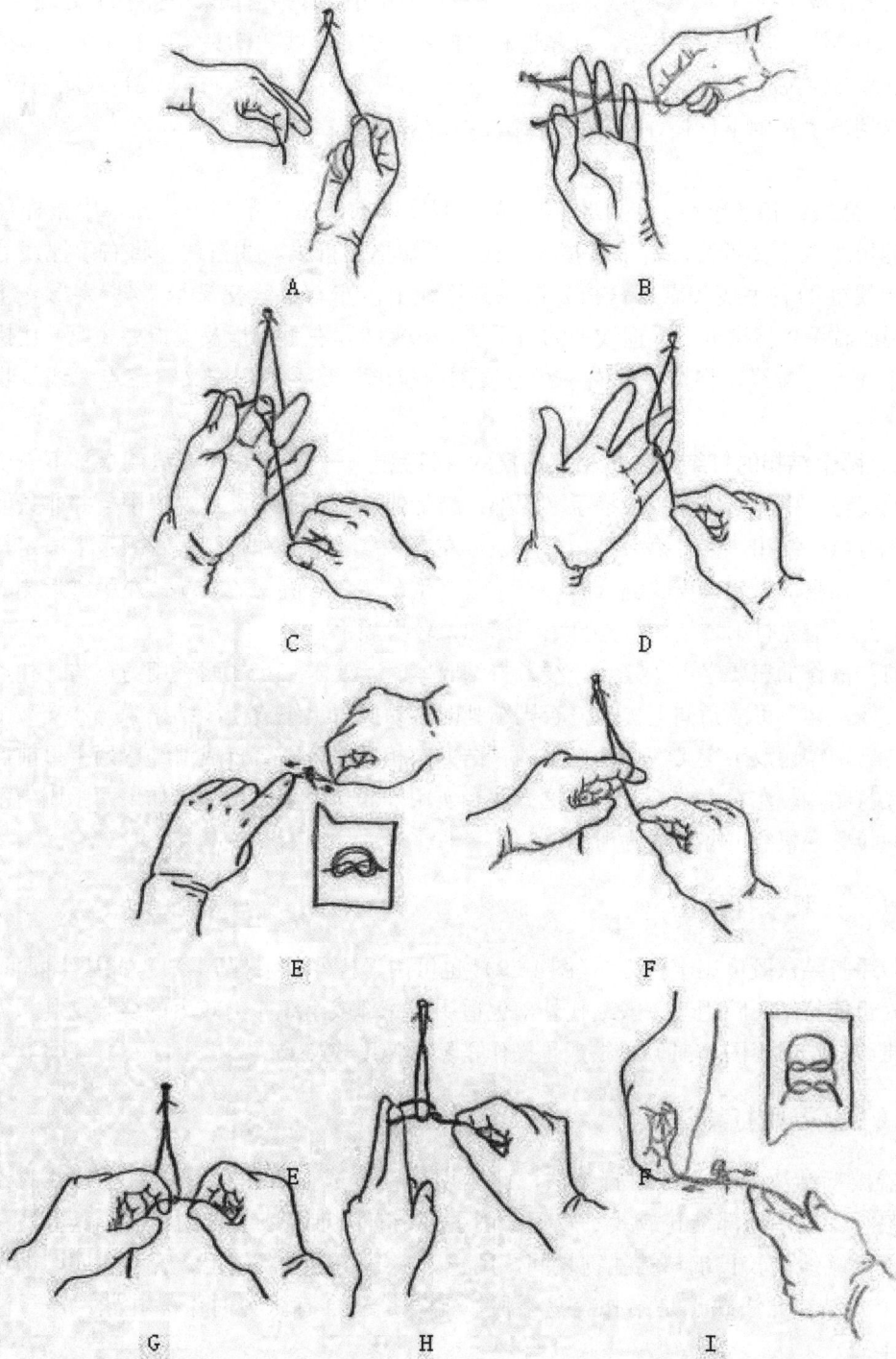

图 4-28　单手打结法（左手）

　　1. 第一结扣（单结）　①拿线，左手掌朝下，拇、食指捏住结扎线的长线端，将线攥于手中，右手掌朝上，拇、食指指腹捏住结扎线短线端的线头（结扎线长约 45cm，左手线长约 30cm，右手线长约 15cm）。②折线，右手小指尺侧折线，打结动作熟练后可用无名指或中指折线。③搭线，将左手线搭在右手中、食指之间，左右手线交叉呈"4"字形。④挑线，屈曲右手中指，挑靠近右手捏线处的右手线。⑤夹线，右手无名指指腹及中指背夹住挑起的右手线，右手其余指松开。⑥拉线，将夹住的右手线自线圈内拉出，右手内翻，手掌朝下，拇、中指捏住结扎线的短线端，左右手交叉，三点一线，收紧线结。

2．第二结扣（单结）　①拿线，左手握线同前，右手掌朝下，拇、中指捏住结扎线的短线端。②折线，右手食指（屈曲）末端桡侧折线。③搭线，将右手捏线处到食指折线处的右手线（靠近食指）搭在左手线上，左右手线交叉呈"4"字形。④挑线，屈曲右手食指挑近右手捏线处的右手线。⑤夹线，右手拇指及食指夹（捏）住挑起的右手线。⑥拉线，将夹住的右手线自线圈内拉出，双手不用交叉，三点一线，收紧线结。

3．**两个结扣的打结操作是相互衔接的，打完上一个结的拿线姿势就是打下一个结的起始姿势，中间不应停顿或换手（深部打结除外）**　在手术操作过程中，并非只能按顺序先打第一结扣，再打第二结扣，应根据左右手拿线情况和打结是否顺手来决定打结的顺序。如腹部纵切口皮肤缝合时，打结者右手拿切口对侧的短线端，左手拿近侧的长线端，此时应先打第二结扣，再打第一结扣，较为顺手。

打结操作的三要素：①三点一线，打结收紧时，要求三点（两手用力点与结扎点）成一直线，切不可成角向上提起，否则结扎时容易撕脱组织或使线结松脱。②交叉，要打成方结，需用双手交叉，使两个结的打结方向相反，否则将打成滑结。两手呈前后方向交叉打结，较左右方向交叉打结更方便和实用。③双手用力均匀，如果两手用力不均匀，只拉紧一根线，亦可成为滑结。

（二）双手打结法

双手打结法既可用于打方结（图4-29），也可用于打外科结（图4-30）。此法牢固可靠，线头短也能打结，除用于一般结扎外，也适用于深部或组织张力较大的缝合结扎，尤其在钳带线打结时（图4-31）。缺点是操作稍繁，速度较慢。

（三）器械打结法

器械打结法又称为持钳打结法，此法用持针器或血管钳代替一只手拉线打结，方便易行。用于深部结扎或线头较短，用手打结有困难，或节省用线时。其方法是把器械放在缝线的较长端与结扎物之间，用长头端缝线环绕器械正、反各一圈，即可打成一个方结。此法缺点是结扣容易滑脱，尤其是缝合有张力时不易扎紧，需予注意（图4-32）。

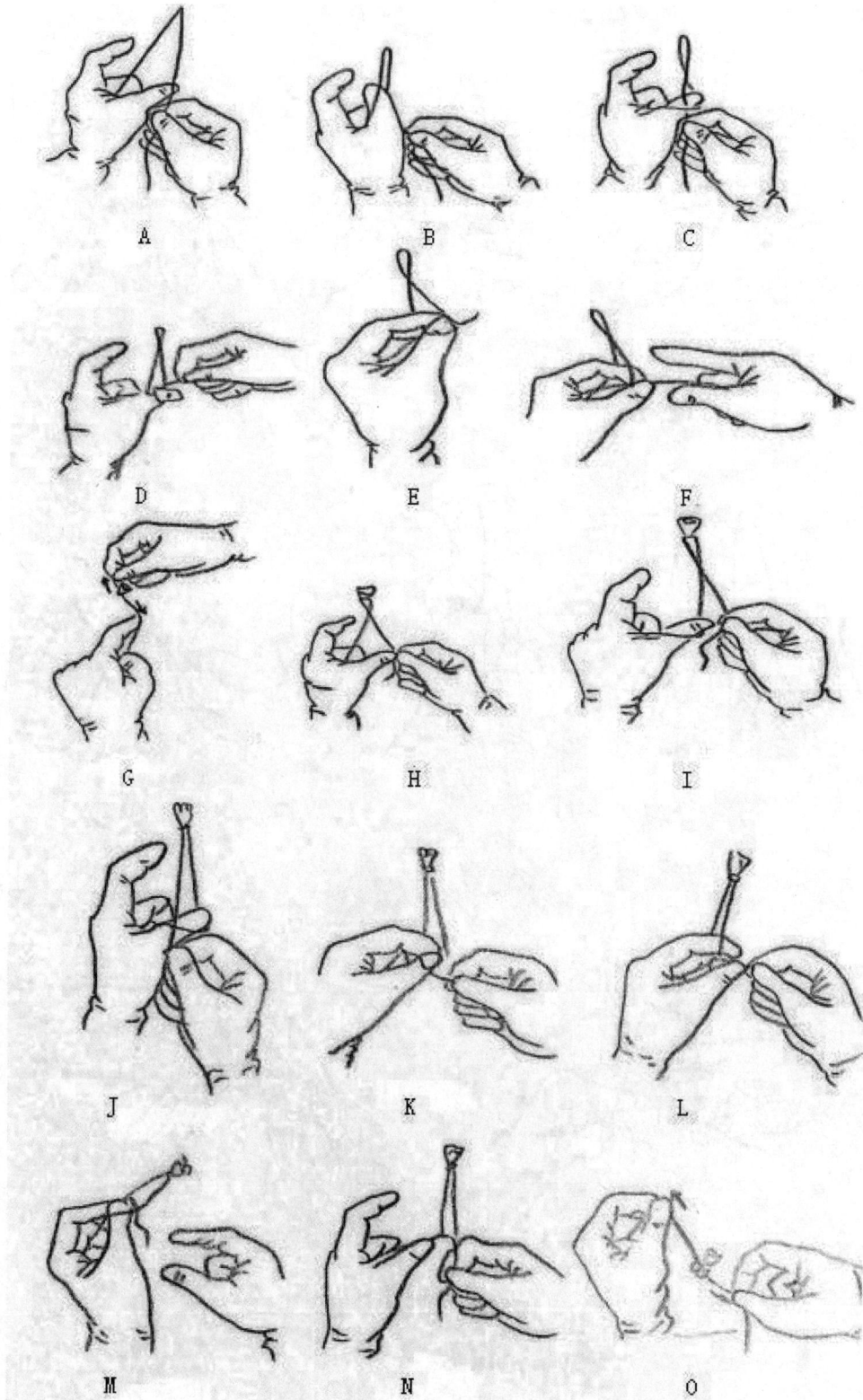

图 4-29 双手打结法

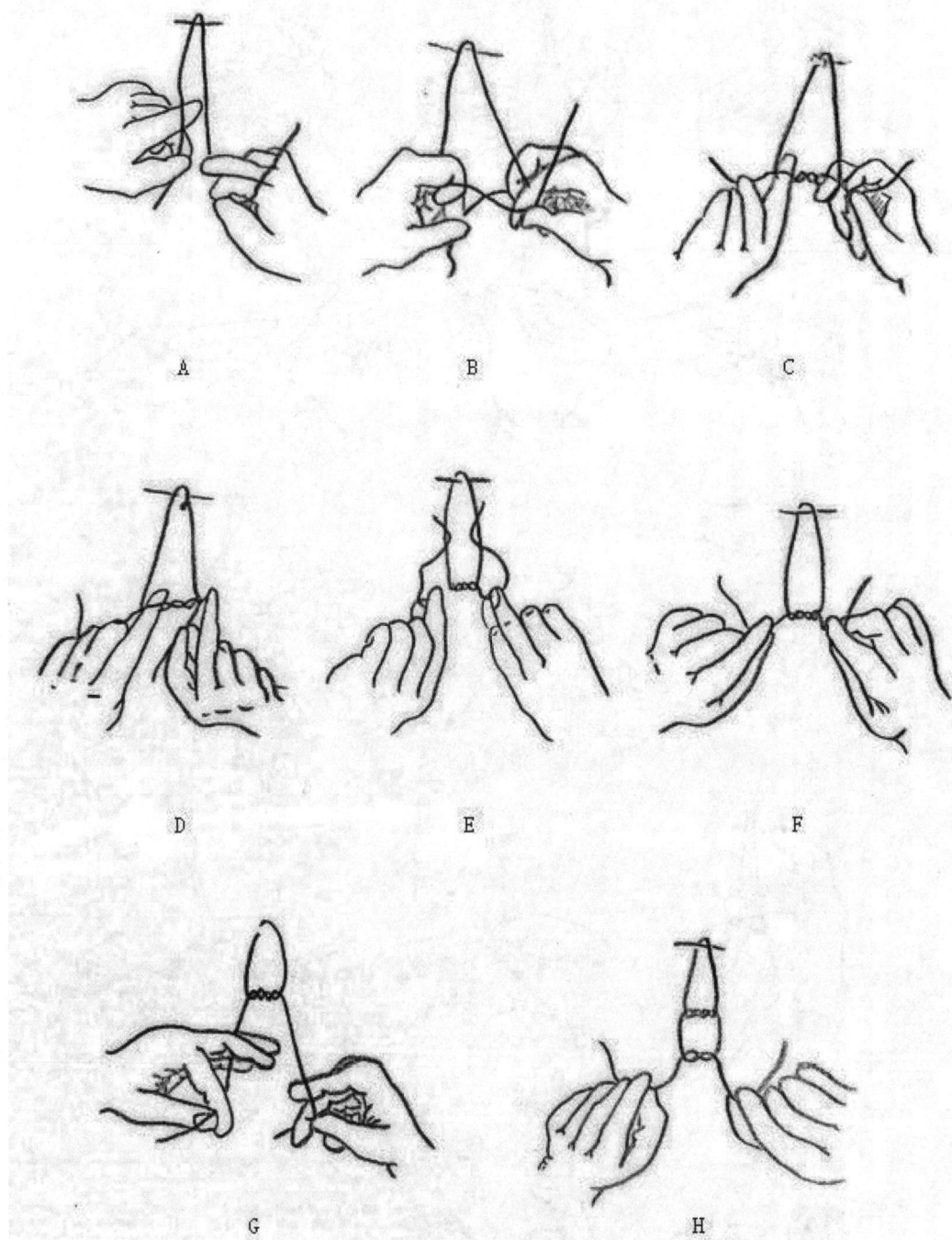

A   B   C

D   E   F

G   H

图 4-30 双手打外科结

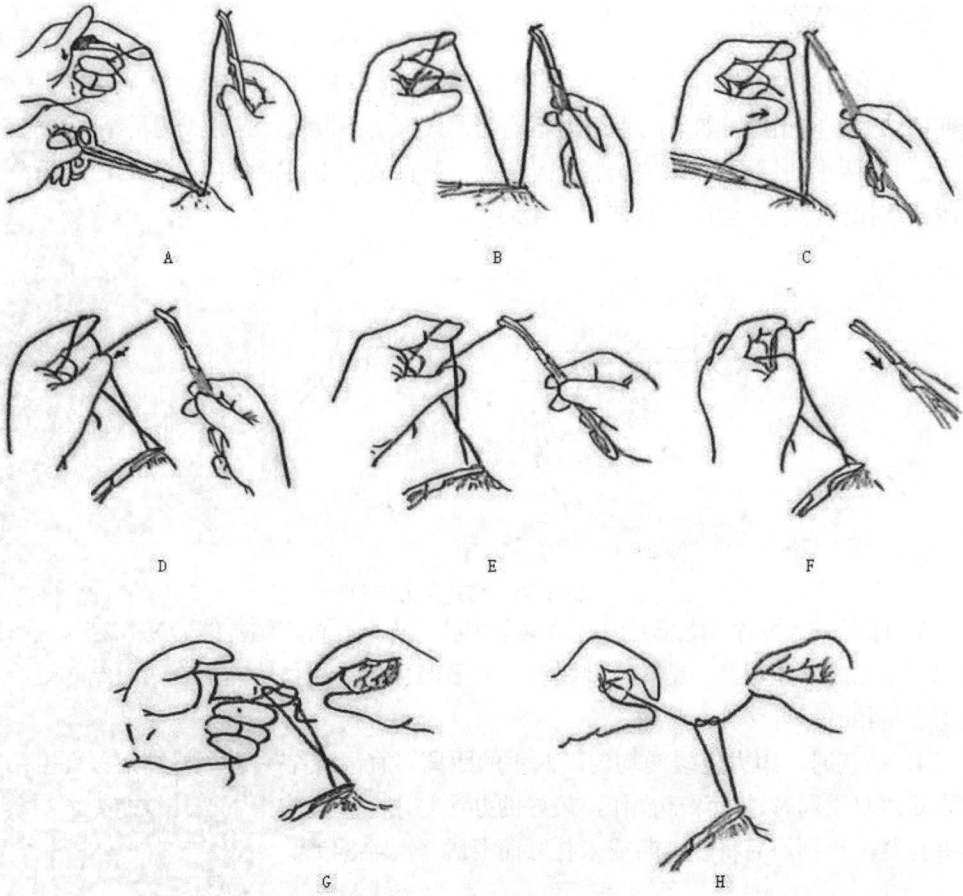

图 4-31　钳带线打结（第二节扣只需用手打结）

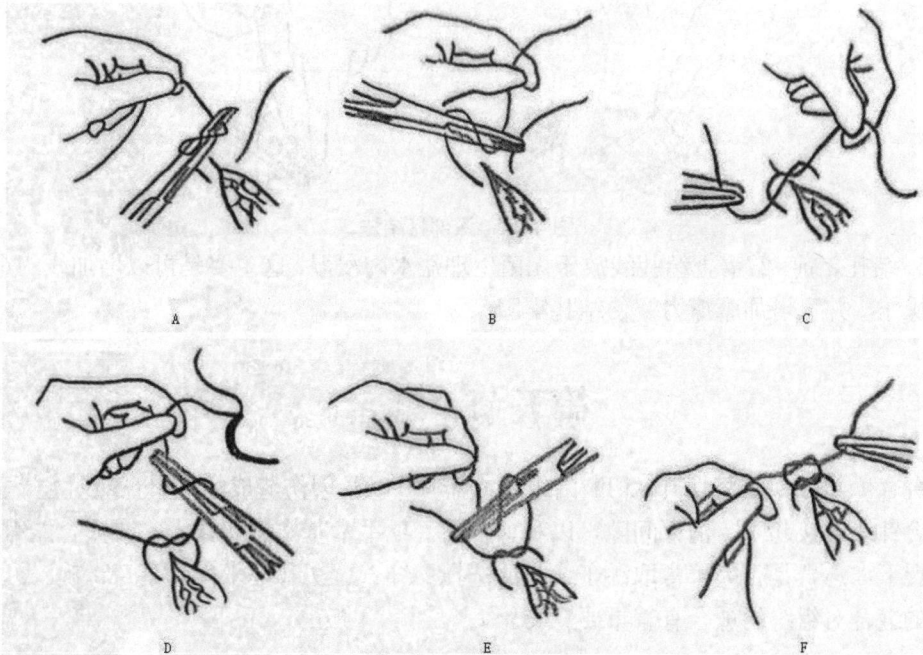

图 4-32　器械打结法

四、注意事项

1. 无论用何种方法打结，第一结与第二结的方向不能相同，否则就成假结，容易滑脱。即使两结的方向相反，如果两手用力不均匀，只拉紧一根线，亦可成为滑结。均应避免。

2. 使两手的用力点和结扣点尽量成为一条直线，不可成角向上提起，以免结扣点撕脱或结扣松弛，甚至造成滑结（图4-33）。

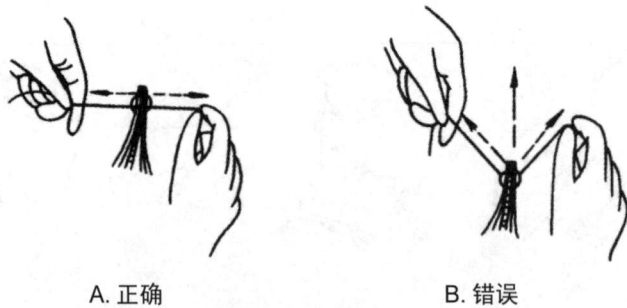

A. 正确　　　　　　　　　　　B. 错误

图4-33　结扎用力方向

3. 打第一结扣时，拉线方向必须顺着结扎的方向，否则结扎线容易在结扣处折断。打第二结扣时，注意第一结扣不要松弛，必要时可用一把血管钳压在第一结扣处，待收紧第二结扣时，再移去血管钳。

4. 结扎时，用力应缓慢均匀。两手的距离不宜离线结太远，特别是深部打结时，常常难以双手同时进入深部操作，最好的办法是用一手指尖滑下按住线结处，缓缓地用力并拉紧，否则均易将线扯断或未扎紧而滑脱（图4-34）。

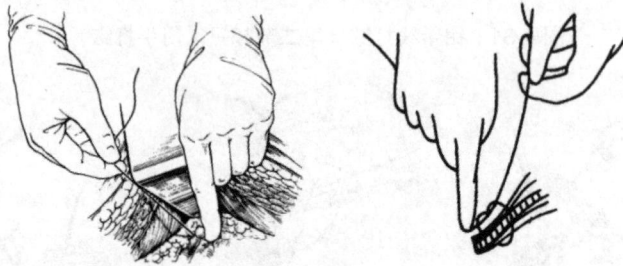

图4-34　深部打结法

5. 结扎之前，常需把结扎线放于无菌生理盐水内浸湿，这主要是可以增加线的重量，便于操作，并可增加摩擦力，使结扎牢固。

第五节　缝合

缝合（suture）是将切开、切断的组织或器官，以及创伤造成的伤口正确对合、靠拢，用缝合针线连接起来，消灭间隙，以利愈合的一项手术基本操作技术。在愈合能力正常的情况下，愈合是否完善常取决于线材的选择、缝合方法和技术操作是否正确。因此，正确的缝合对组织的愈合有着重要意义。

一、缝合原则

1. 按层对合，逐层对称缝合，以消灭潜在腔隙。

2. 选择合适的缝线。一般用细丝线结扎小血管，缝合皮肤、浅筋膜等，用中号丝线缝合肌腱或其他结缔组织，用粗丝线结扎大血管。针距、边距适度。

3. 缝合线结扎的松紧度要适当。

4. 尽量减少缝线用量。

二、缝合的基本要领

不管是进行哪种缝合，术者都需要完成穿线（除无损伤针线）、持针、进针、出针、打结和剪线等基本步骤。术者接过夹针的持针器后，左手持镊固定或提取需要缝合的组织，右手握持针器，将线尾顺势递给打结的助手以便使其捏住线尾，针尖对准进针点，借助自身腕部和前臂的外旋力量于原位旋转持针器，顺着缝针的弧度将缝针随之刺入组织内，经组织的深面达对侧相应点，穿出缝针的头端部分，用镊子固定于原位，然后用持针器反手钳夹针体，顺针的弧度完全拔出缝针和带出缝线，第一助手打结，第二助手剪线。

三、缝合方法

不同组织的缝合，有着不同的要求，缝合方法也不同。根据缝合后切口边缘的形态分为单纯缝合、外翻缝合和内翻缝合三类，每类又有间断缝合（interrupted suture）和连续缝合（continuous suture）两种。

（一）单纯缝合

单纯缝合（simple suture）后，切口边缘对合，可用于各种组织的缝合。常用的有单纯间断缝合法、单纯连续缝合法、"8"字缝合法、毯边缝合法（图 4-35）。

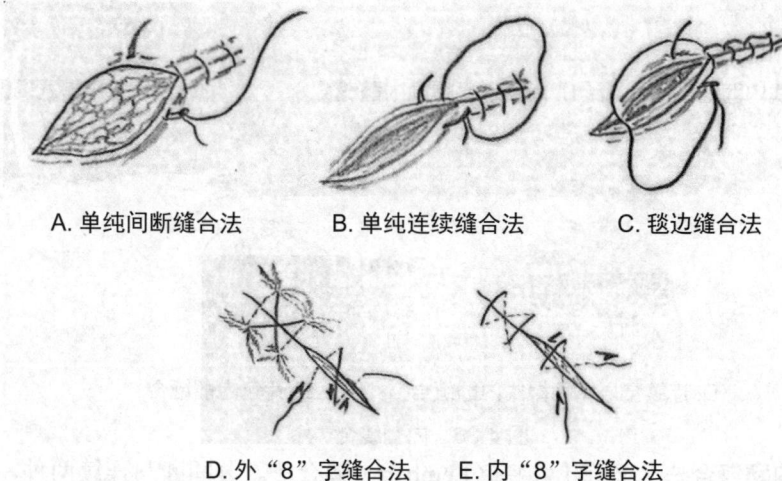

A. 单纯间断缝合法　　B. 单纯连续缝合法　　C. 毯边缝合法

D. 外"8"字缝合法　　E. 内"8"字缝合法

图 4-35　单纯缝合

1. 单纯间断缝合法（simple interrupted suture）　方法是缝线垂直于切口穿入，一侧进针，对侧出针，然后打结，为最常用的方法。用于皮肤、筋膜、皮下组织的缝合等。缝合皮肤，一般边距 0.5 ～ 1cm，针距 1 ～ 2cm。

2. 单纯连续缝合法（simple continuous suture）　于切口一端开始，先做一间断缝合，再用同一针线连续缝至切口另一端，最后打结即可。常用于缝合腹膜、胃肠道和血管等。优点是节省用线和时间。

3. "8"字缝合法（figure of eight suture）　由两个方向相反且相互交叉的间断缝合组成。根据缝线在组织深面或浅面交叉，分为内"8"字和外"8"字缝合。常用于缝合肌腱、腱膜及腹直肌鞘前层等张力较大的组织和贯穿结扎。结扎较牢固，且节省时间。

4. 毯边缝合法（lock stitch）　又称锁边缝合法，方法与单纯连续缝合法基本相似。不同的是，在每次缝合过程中均需将缝线交锁，故有止血作用。常用于睾丸鞘膜的缝合、胃肠吻合时后壁全层缝合或游离植皮时边缘的固定缝合等。

（二）内翻缝合

内翻缝合（inverting suture）后创缘内翻，使外表面光滑，可减少手术并发症。常用于胃肠道缝合，缝合后两侧的浆膜严密地对合，以保持浆膜面的光滑，防止肠粘连的发生。内翻缝合又可分为间断垂直褥式内翻缝合、间断水平褥式内翻缝合、连续水平褥式内翻缝合、连续全层水平褥式内翻缝合、荷包内翻缝合等（图 4-36）。

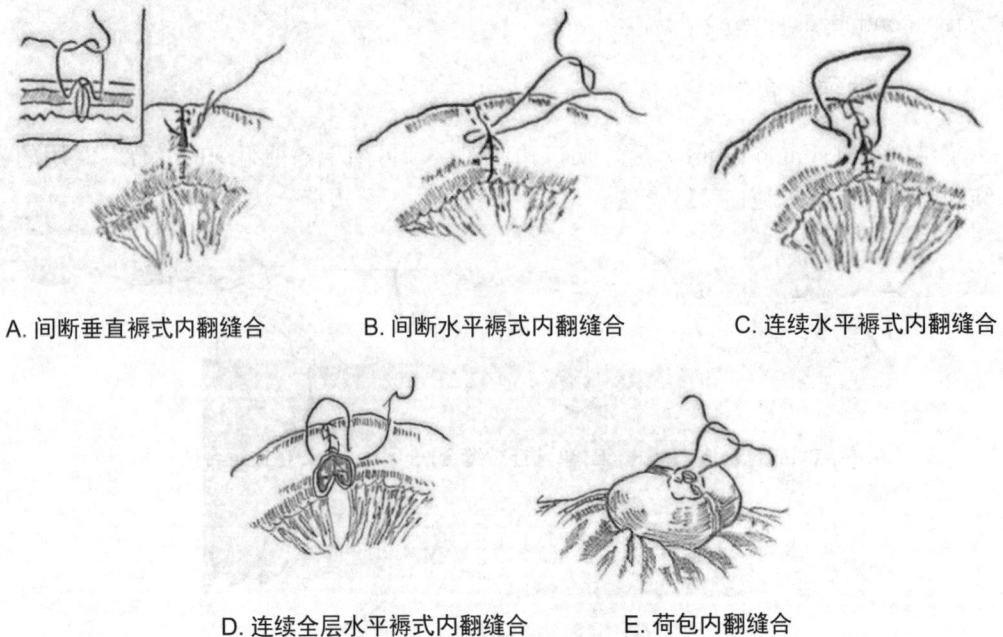

A. 间断垂直褥式内翻缝合　　　B. 间断水平褥式内翻缝合　　　C. 连续水平褥式内翻缝合

D. 连续全层水平褥式内翻缝合　　　E. 荷包内翻缝合

图 4-36　内翻缝合

1. 垂直内翻缝合法　又称伦勃特（Lembert）缝合法。分间断与连续两种，常用的为间断法。间断垂直内翻缝合由两个单纯间断缝合组成，缝线垂直于切口由浆膜面穿入，通过肌层折转向外，不进入胃肠腔，远侧进针近侧出针，同侧进针同侧出针，然后在对侧相应处缝合一针，近侧进针远侧出针，最后打结。多用于胃肠吻合术中外层的缝合，起加固作用。其针距约 0.5cm，边距约 0.3cm，缝合后可使切口内翻。

2. 间断水平褥式内翻缝合法 又称何尔斯太（Halsted）缝合法。操作方法与 Lembert 缝合法类似。不同之处在于缝合方向与切口平行，用于缝合浆肌层或修补胃肠道小穿孔。

3. 连续水平褥式内翻缝合法 又称库兴（Cushing）缝合法。操作方法与 Halsted 缝合类似，不同之处在于其为连续缝合。多用于关闭肠道断端。

4. 连续全层水平褥式内翻缝合法 又称康乃尔（Connell）缝合法。多用于胃肠吻合术中，缝合前壁全层，其缝线通过胃肠壁全层，使其内翻，浆膜面相对。其边距为 0.2 ~ 0.3cm，针距为 0.3 ~ 0.5cm。

5. 荷包缝合法（purse-string suture） 本法缝线行程为环状，用于缝合关闭小的孔洞。如阑尾切除后的残端、胃肠道的穿孔及疝囊颈等。在胃肠、胆囊和膀胱等器官的造口术中，用于固定引流管。除疝囊颈荷包缝合，缝线通过疝囊壁全层外，其余胃肠、胆囊等荷包缝合，缝线都只在浆肌层，不进入其腔内。

（三）外翻缝合

外翻缝合（everting suture）后创缘外翻，让内面光滑，保证内层有良好的对合，利于愈合。常用于血管吻合，腹膜缝合及减张缝合等，或缝合松弛的皮肤（防止皮缘内卷），基本缝合法可分为水平褥式与垂直褥式两种，每种又各有间断与连续两种方法。外翻缝合可分为间断垂直褥式外翻缝合、间断水平褥式外翻缝合、连续外翻缝合等（图 4-37）。

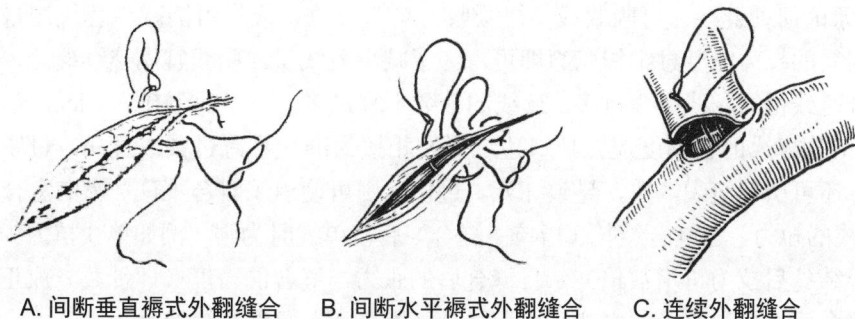

A. 间断垂直褥式外翻缝合   B. 间断水平褥式外翻缝合   C. 连续外翻缝合

图 4-37 外翻缝合

1. 间断垂直褥式外翻缝合（interrupted vertical mattress suture） 由两个方向相反、垂直于切口的间断缝合组成，两针在同一缝合平面上。缝合方法是缝线垂直于切口穿入，同侧进针对侧出针，行间断缝合一针，再用持针器反向夹针，在出针处的内侧进针，对侧第一针间断缝合进针处内侧出针，反向间断缝合一针，最后打结，或先缝内侧一针，再缝外侧一针。常用于松弛的皮肤缝合，如老年或经产妇腹部、阴囊皮肤的缝合等。

2. 间断水平褥式外翻缝合（interrupted horizontal mattress suture） 也是由两个

方向相反、垂直于切口的间断缝合组成，但两针是平行的。常用于血管缝合、吻合或减张缝合。

3. 连续外翻缝合（continuous mattress suture） 操作方法与间断水平褥式外翻缝合类似，不同处在于其为连续缝合。常用于缝合腹膜或吻合血管。

四、注意事项

1. 应依组织的解剖层次分层进行缝合，不要遗留残腔。如果在深层留下残腔，就会出现积血、积液，延迟愈合，甚至并发感染。

2. 缝合时，应使缝针垂直刺入，则针的穿透力强。拔针时也要按针的弧度和方向拔出，以免断针（图4-38）。

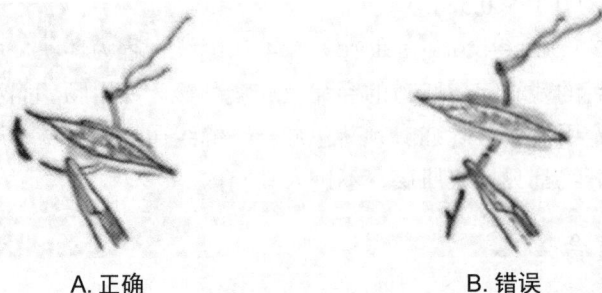

A. 正确   B. 错误

图4-38 拔针方向

3. 每一层次的缝合线，在切口两侧所包含组织的多少要相等，并应为相同组织，每针加于组织的张力都要相等，以平均分担组织的张力。缝合筋膜时，不要夹含脂肪组织，以免妨碍愈合。

4. 无论何种缝线（可吸收或不可吸收）均为异物，应尽可能减少缝线用量，一般以所选用线的拉力能胜过组织张力即可。为了减少缝线量，肠线宜用连续缝合，以避免间断缝合时残留的肠线结头过多。缝线的针数不宜过多，一般间距0.5～1cm缝合一针。

5. 结扎缝线的松紧度应以切口边缘紧密相接为准，不宜过紧或过松。过紧，能加剧疼痛，还可引起组织缺血，导致坏死。过松，则可使组织对合不良，影响愈合。

6. 线的拉力，在缝合结扎（指单一缝合）后较单线时为强（例如单线拉力为0.5kg，单一缝合结扎后拉力可增数倍），且缝合后的张力与缝合的密度（即针数）成正比。因此增加缝合后切口抗张力的方法是增加缝合密度，而不是增粗缝线。

7. 连续缝合虽力量分布均匀，抗张能力较间断缝合者强，但缺点是一处断裂将使全部缝线松脱，伤口裂开。胃肠吻合口用连续缝合，胃肠壁的弹性受到限制，有发生吻合口狭窄的可能。

8. 患者一般情况较差，创缘相距较远，或切口张力较大者，应采用减张缝合（retension suture）。缝合后发现有张力时，可拆除缝线，重新采用减张缝合法。减张缝合可减少切口的张力，常用于较大张力切口的加固缝合，如张力较大的腹部切口行常规方法缝合术后，可能发生切口裂开，此时可在常规缝闭腹壁各层组织的同时，每隔2～3针加缝一针减张缝合，针距 3cm 左右。其方法是采用粗丝线或不锈钢丝线（图 4-39），于切口一侧距切缘 2cm 处皮肤进针，达腹直肌后鞘与腹膜之间出针，再从切口对侧的腹直肌后鞘与腹膜之间进针，穿过除腹膜外的腹壁各层达切口对侧皮肤的对应点出针。为避免缝线割裂皮肤，在结扎前缝线需套上一段橡皮管或硅胶管以做枕垫，减少缝线对皮肤的压迫（图 4-40）。

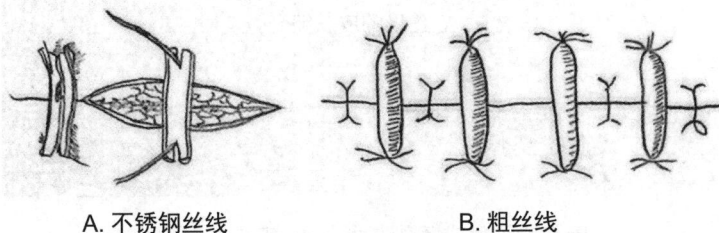

A. 不锈钢丝线　　　　　　　　B. 粗丝线

图 4-39　减张缝合法

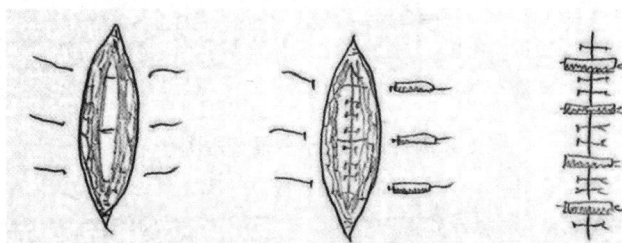

图 4-40　减张缝合步骤

9. 缝皮肤时应将创缘对合好，正确的方法是由伤口一侧垂直穿入，等距离从另侧垂直穿出，包括切口 2/3 以上的深度，不宜过深或过浅。一般右手执持针器，左手执镊，相互配合操作，缝合步骤包括进针、出针、夹针、拔针（图 4-41）。结扎时以将创缘对拢为宜，过浅或过松将留下潜在腔隙，积血积液，伤口对合不齐，导致伤口感染或裂开。过深或过紧则皮缘易内卷或下陷，过紧尚可影响切口血液循环，发生肿胀，妨碍愈合。

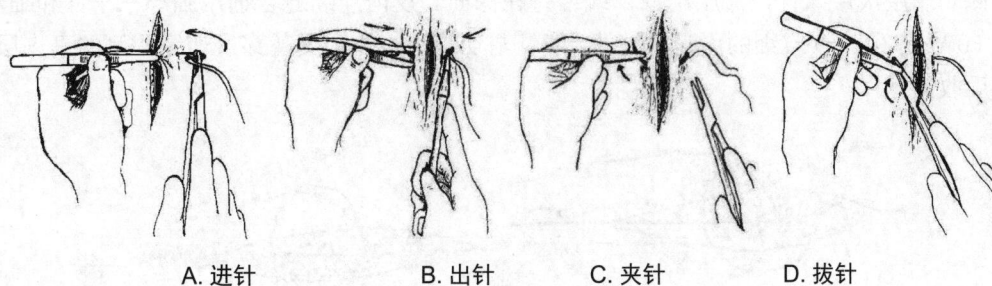

A. 进针　　　　　　B. 出针　　　　　C. 夹针　　　　　D. 拔针

图 4-41　缝合皮肤步骤

皮肤以间断缝合为佳，每针边距 0.5 ～ 0.6cm，针距 1.0 ～ 1.2cm，具体根据皮下脂肪厚度及皮肤的松弛情况决定。进针深度或缝合边距不同，则皮肤对合不齐；进针过浅，易形成潜在腔隙；进针过深或结扎过紧，可致皮肤内陷（图 4-42）。皮下脂肪厚者，边距及针距均可适当增大。皮肤松弛者，边距及针距应适当缩短，必要时可用间断垂直褥式外翻缝合法。皮肤缝合后,应将皮下积存的液体挤出,以免引起感染和线结脓肿。皮肤缝合线结应打至一侧针孔处,线头应留长,一般为 0.5 ~ 0.8cm,便于以后拆线。

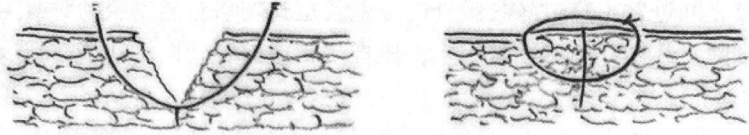

A. 正确的皮肤缝合

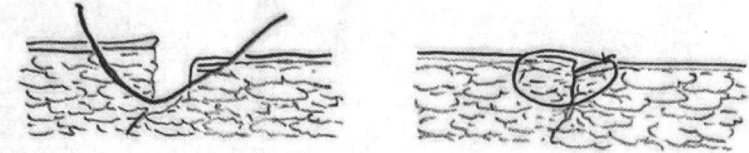

B. 进针深度或缝合边距不同,皮肤对合不齐

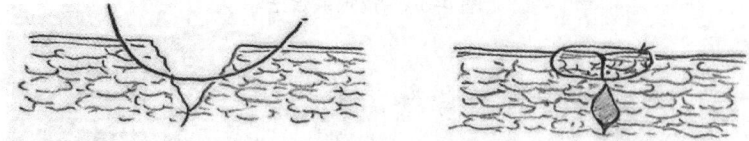

C. 进针过浅,形成潜在腔隙

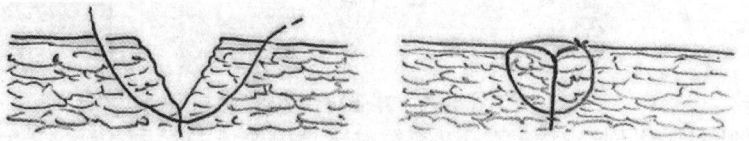

D. 进针过深或结扎过紧,皮肤内陷

图 4-42　皮肤缝合

10. 外露皮肤切口的缝合,如颜面部、颈部手术切口最好应用皮内缝合（endothelial suture）,此法的优点是皮肤表面不留缝线,切口瘢痕小而整齐。皮内缝合分为皮内间断缝合和皮内连续缝合（图 4-43）。皮内间断缝合自一侧真皮层深面入针,浅层出针,对侧真皮层浅层入针,深层出针,线结打在深面。皮内连续缝合选用细小三角针和细丝线（0 号或 2-0 号）或细的可吸收缝线,缝针与切缘平行方向交替穿过切缘两侧的真皮层,最后收紧。

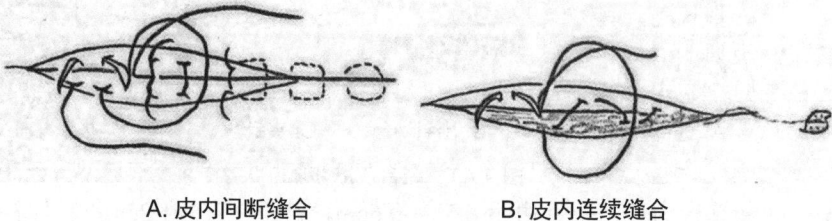

A. 皮内间断缝合　　　　B. 皮内连续缝合

图 4-43　皮内缝合

11. 对于张力较大而缝合有困难的切口或大小不等的管腔口的吻合,如胃肠吻合口,可采用对分缝合法。方法是在切口的中点先缝合一针,将其分为相等的两个切口,按照

此法，顺序进行。其优点是可将切口缝成几个相等的小切口，逐步减少张力，对管腔口大小不等的胃肠道吻合，针距也可以均匀分布，以减少吻合口皱褶。

12．肠管的缝合。传统的肠管缝合法是采用全层连续缝合，在肠壁中抗张力最强的就是用来制造肠线的黏膜下层。这种全层缝合使肠壁内翻，这样可以使黏膜层很好地对合。缝合时只要做到浆膜层缝得多、黏膜层缝得少，就会使内翻缝合比较容易做到，且能使组织间的间隙不会太紧而影响血运，又能防止肠壁的血管出血。水平褥式缝合可以使肠壁边缘自动内翻，而且紧密对合。连续全层水平褥式内翻缝合法（Connell 缝合法）的止血效果不好，所以应该首先缝扎出血的血管。在许多情况下需要对浆膜肌层进行内翻缝合，以起到减小吻合口张力的作用，即伦勃特（Lembert）缝合法（图 4-44）。目前临床常用全层、间断、边缘对合的缝合方法缝合肠管，这种缝合方式只需要缝合一层，就可以使各层并排地对合在一起（图 4-45），可使用可吸收线或丝线。此缝合方式可以作为标准操作，应用于全部胃肠道的吻合术中。

肠管的修复也可以使用吻合器，吻合器可以通过插入两排平行的金属钉使肠壁边缘呈内翻对合在一起，用吻合器吻合是一种应用方便且效果非常好的吻合方法。

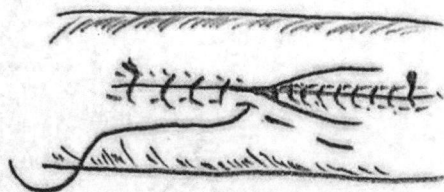

图 4-44　Lembert 缝合法

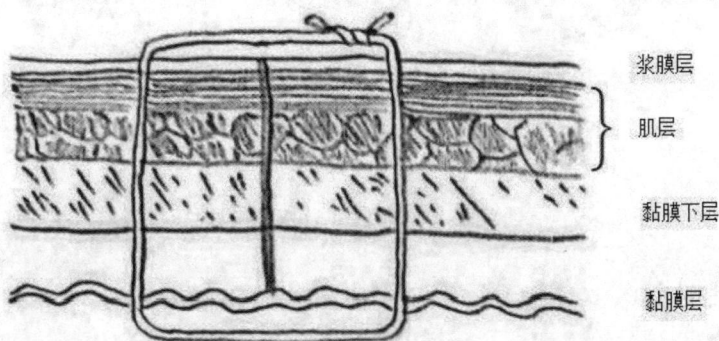

图 4-45　全层、间断、边缘对合的方法缝合肠管

第六节　剪线与拆线

一、剪线

结扎的牢靠性与剪线（cutting sutures）的方法和留线长短有一定关系。为了防止结扣松开，必须在结扣处留一段线头。剪线动作要准确迅速。

（一）留线长度

线头应留的长度，与缝线种类、缝线粗细、结扣的多少及结扎组织的重要性有关。一般丝线应留 1～2mm，肠线、尼龙线留 3～5mm，皮肤缝线留 0.5～1cm。粗线、肠线、易滑脱的合成线及重要的结扎线，线头可留长一些，细线可留短些。浅部结扎可留短些，深部要留长一些。结扣次数多的可留长些。在重要部位，为了安全起见，宁可稍留长些。

（二）剪线方法

正确的剪线方法是手术者结扎完毕后，将双线尾提起，略偏向手术者的左侧，助手将剪刀微张，顺线尾向下滑至结的上缘，再略向上倾斜，将线剪断。倾斜角度的大小取决于需要留下线头的长短，倾斜角度越大，留线越长，倾斜角度越小，留线越短（图4-46）。剪线的要领如下：

1. **靠**　右手持线剪，稍微张开剪尖，用一侧剪刀靠近结扎线。
2. **滑**　线剪沿结扎线下滑到线结处。
3. **斜**　将线剪向上倾斜 30°～45°。
4. **剪**　剪断结扎线。

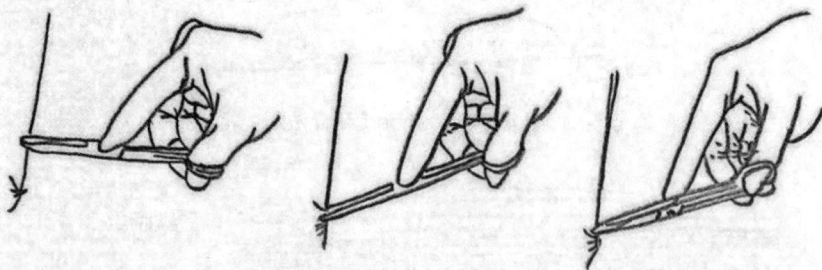

图 4-46　剪线方法

二、拆线

（一）拆线时间

一般头、面、颈部的拆线时间（suture removal）为 4～5 天，下腹部、会阴部 6～7 天，胸部、上腹部、背部、臀部 7～9 天，四肢 10～12 天（近关节处可延长一些），减张缝合 14 天。但缝线后伤口感染时，应提早拆除，畅通引流。年老、体弱、营养不良者可适当延迟拆线时间。

（二）拆线方法

以 75% 酒精或碘伏棉球消毒切口皮肤及缝线，左手用无菌手术镊或血管钳提起线头，使线结下埋于皮内的缝线露出一小段，右手持线剪，用剪尖在线结下将露出部分剪断，即可拉出缝线。勿将外露的线段拉入组织内，以免增加感染机会，抽线方向应偏向剪线这一侧，否则易致切口裂开（图 4-47）。

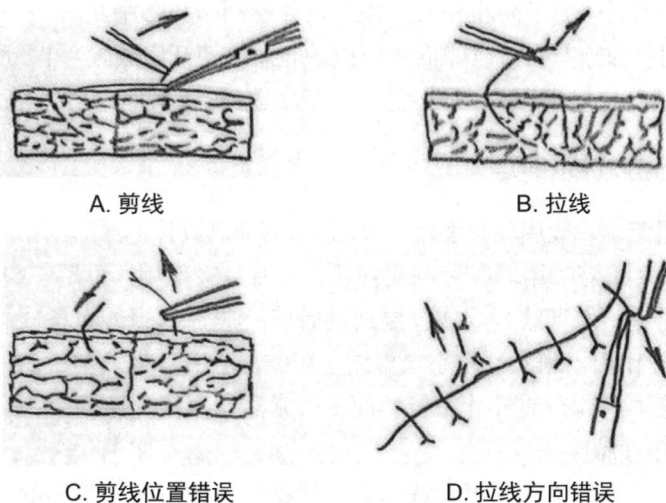

A. 剪线

B. 拉线

C. 剪线位置错误

D. 拉线方向错误

图 4-47 拆线方法

第七节 引流

引流（drainage）是指将渗出液、坏死组织或其他异常增多的液体，通过引流管或引流条导出体外的技术。不必要和不正确的引流常导致继发感染，使创口延迟愈合。正确、恰当的引流，则能防止感染的发生和扩散，有利于愈合。

一、引流的作用

正确使用引流，将创口内或腔隙中的分泌物、血液、渗出物、异物等引出体外，可防止感染发生或感染扩散，避免并发症的发生。但是引流物为异物，刺激组织，渗出液增多，使伤口急性反应期延长，愈合时间推迟。如果引流时间过长，可继发感染或造成瘢痕组织增多。腹腔内引流有引起粘连性肠梗阻、切口疝的可能，并可增加第二次手术的困难。因此，选用引流时应慎重衡量其利弊。

二、应用指征

1. 脓肿或化脓性感染，如脓胸、腹腔脓肿等切开后。
2. 积液或积血（血肿）经切开后，仍留有残腔，一时不易闭合，有再积液或积血可能者。
3. 肿物摘除后，残腔不易消灭，有积液可能者。
4. 软组织广泛挫伤，创面广泛剥离或未能彻底止血，有继续渗血、渗液可能者。
5. 伤口感染，严重污染，或有坏死组织未能彻底清除者。
6. 消化道吻合或修补后，由于种种原因，有破裂可能者。

7. 肝、胆道、胰、泌尿系统等外伤或手术后，需要防止血液、胆汁、胰液或尿液可能的外渗和积聚者。

8. 胸腔内手术后，为了防止积血、积气，并有利于肺膨胀。

9. 减压作用：如脑室引流以降低颅内压；胆总管切开后放置"T"形管引流胆汁，以降低胆管内压力；造口术后，如胆囊造口、膀胱造口、胃切除后十二指肠残端造口等。

三、引流物的常用种类

1. **乳胶片引流**　一般用乳胶手套剪成，但也有薄乳胶片的成品。用于表浅伤口引流。

2. **管状乳胶片引流**　用乳胶片制成管状，具有虹吸作用，可用于腹腔或盆腔引流。

3. **烟卷式引流**　用乳胶片（或已制成的管状乳胶片）裹纱布条，制成烟卷状。表面光滑，具有虹吸作用，刺激性较小。常用于腹腔内引流。

4. **纱条引流**　用纱布或油纱布折卷而成。常用于表浅化脓伤口。有时可制成碘仿纱条，用于引流慢性脓腔。

5. **管状引流**　多用于深部组织或体腔。根据用途的不同，常用的有软塑料管、普通橡皮（乳胶）管或导尿管、开花或蕈状导尿管、"Y"形或"T"形管及双腔套管引流等。

双套管引流多用于持续吸引引流。内管接吸引管，外管具有防止内管与周围组织附着、保持引流畅通、便于更换内管的作用。必要时，外管可采用硅胶管，以减少刺激。常用引流物如图所示（图4-48）。

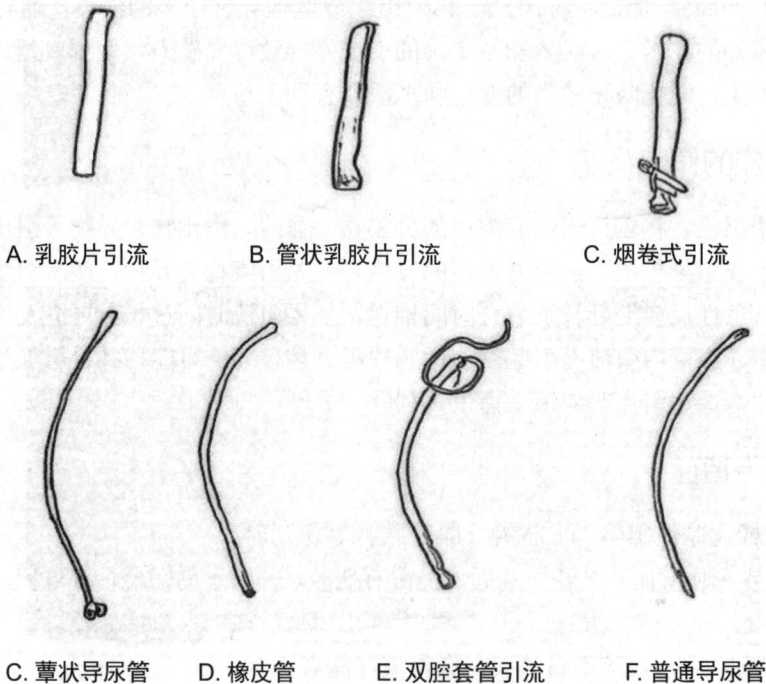

A. 乳胶片引流　　B. 管状乳胶片引流　　C. 烟卷式引流

C. 蕈状导尿管　　D. 橡皮管　　E. 双腔套管引流　　F. 普通导尿管

图4-48　常用引流物

四、注意事项

1．引流物为异物，在能达到引流目的的前提下，应尽量选择表面光滑、刺激性较小的引流物。放置时间亦应尽可能缩短，一般引流物放置时间为 24 ～ 48 小时。管状引流，根据要求而定，一般不超过一周。烟卷式引流，一般为 48 ～ 72 小时，如分泌较多，可适当延长放置时间，但应逐日转动并拔出 1 ～ 2cm，以利引流。烟卷式引流如果放置时间过久，则引流作用逐步丧失，因此，引流时间较长时，应更换新的或其他的引流物。脓腔内的引流物则应放置至脓腔缩小，接近愈合时为止。

2．引流物应放在最低位置（根据患者体位而异），出口不要太紧，不要扭折，以保证引流通畅。

3．注意观察引流液体的性质及数量，以判断是否有出血、吻（缝）合口破裂、感染、引流不畅等情况，并及时采取相应处理。引流量较多者，应予记录，以供补液参考。

4．任何引流物都不应直接放在吻合口或修补缝合处，而是放于其附近，以防刺激吻（缝）合口，增加破裂的机会。较硬的管状引流物，切不可放在大血管、神经或肠管旁，以防压迫损伤，造成严重后果。引流时间较长或外面采用加压包扎者，尤应注意。

5．将引流物妥善固定，并在病历或手术记录中详细记载其数目，以防遗忘或脱落滑入伤口中。

6．需连接引流瓶的引流管，如胆总管、脑室、胸腔引流管等，当患者从手术室返回病室后，即应接好，并妥善交待。

7．更换敷料、引流管或引流瓶，以及拔除引流物时，均应严格遵守无菌操作技术。

8．连接有引流瓶者，应注意防止引流瓶内液体倒流至体内。

五、负压封闭引流技术

负压封闭引流技术（vacuum sealing drainage，VSD）是指用内含有引流管的聚乙烯酒精水化海藻盐泡沫敷料来覆盖或填充皮肤、软组织缺损的创面，再用生物半透膜对之进行封闭，使其成为一个密闭空间，最后把引流管接通负压源，通过可控制的负压来促进创面愈合的一种全新的治疗方法。

VSD 的原理是利用医用高分子泡沫材料作为负压引流管和创面间的中介，高负压经过引流管传递到医用泡沫材料，且均匀分布在其表面。由于泡沫材料的高度可塑性，负压可以到达被引流区的每一点，形成一个全方位的引流。较大块的、质地不太硬的块状引出物在高负压作用下被分割和塑形成颗粒状，经过泡沫材料的孔隙进入引流管，再被迅速吸入收集容器。可能堵塞引流管的大块引出物则被泡沫材料阻挡，只能附着在泡沫材料表面，在去除或更换引流时与泡沫材料一起离开机体。

VSD 通过封闭创面，使之与外界隔绝，防止污染和交叉感染，并保证负压的持续存在。在这个高效的引流系统中，被引流区的渗出物和坏死组织将及时地被清除，被引流区内可达到"零积聚"，创面能够很快地获得清洁的环境。在有较大的腔隙存在时，腔隙也将因高负压的存在而加速缩小。对于浅表创面，透性粘贴薄膜和泡沫材料组成复合型敷料，使局部环境更接近生理性的湿润状态。同时，高负压也有利于局部微循环的改善和组织水肿的消退，并刺激肉芽组织生长。

第八节　手术技巧

钢琴家的手必须十指纤长、灵活、有弹性。外科医师的手也应像钢琴家的手一样纤细、灵巧。纤长的手在手术中有很大优势，尤其在当前微创化趋势越来越强的手术中，手术切口向小型化发展，又细又长的手便于探查和操作。然而，许多外科医师的手并不纤细，而手术却做得非常精细和漂亮，这就不单单是手的外形的问题了。外科医师的手更应强调的是灵巧，更需要的是后天的训练，在长期的临床工作中，外科医师应有意识地训练手的灵巧度和敏感度。

首先要确定是否将左右手的手套戴反，以及手套的戴法是否正确。手套太大或太小都将影响手指的感觉。手套戴好以后，要将其拉紧，并确认手套不会在手术过程中回缩。接触组织时，要用拇指和其他手指将其轻轻提起，所有手指的肌肉都要放松，这样才能体会到组织的细微感觉。

人类的双手没有绝对的稳定性，外科医师也不例外。每个人的双手都存在颤抖的情况，比如两上肢向前平举时，手指末端都有细微的抖动。手部长时间用力握持器械，在器械的前端可以看到经过放大作用的颤抖。心情急躁时，发生手部颤抖的可能性增加。所以，保持手部的稳定性在外科手术操作中至关重要。

手部的稳定性与身体远端是否有一个牢靠的支撑点有关。在站立时将双手向前平举，那么此时双手的支撑点就是双脚。此时如果将两个肘部紧靠在腋下，则双手会更加稳定。假如坐下或臀部靠在物体上，将双手放在手术台上，也能够取得同样满意的效果。使用手术刀时（以右手为例），可以把手腕和小拇指指端放在手术台上作为支撑点，用拇指和食指执握刀柄，这样可以更好地掌握器械（图4-49）。如果没有其他的支持物可以利用，那么两只手均可以作为相互的稳定物。比如一只手执握剪刀的刀身时，另一只手张开的手指可以作为稳定物（图4-50）。纫针时，将两个手腕固定在一起比两手分开要容易得多（图4-51）。

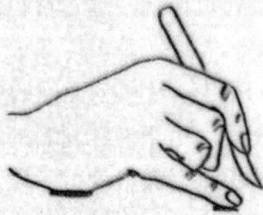

图4-49　以小指和腕部作为支撑点

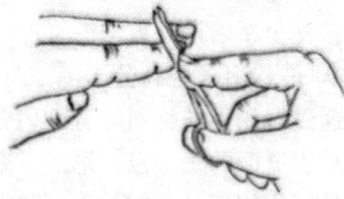

图4-50　用指背稳定手术剪

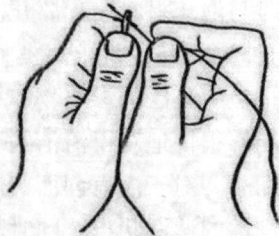

图4-51　纫针时两手腕靠在一起来稳定手

　　人的双手能做复杂而灵巧的捏、握、抓、夹、提等动作，有极其精细的感觉。手的这些复杂功能与其解剖结构有密切关系。手指末节皮肤的乳头层内，有十分丰富的感觉神经末梢及感受器，感觉十分灵敏，两点区别试验可达3～5mm距离，有良好的实体感觉。仅用手触摸，就可以识别物体的形状、软硬度及光滑度。一般指腹处触觉神经末梢最多，所以指腹处的触觉最敏感。打结执线要用指腹处拿捏，执手术刀或手术镊时用指腹部位握持其柄部，这样手术操作更加灵活。

　　张力贯穿于手术切开、分离、缝合等操作中。人体皮肤、肌肉、筋膜等组织在保持其位置形态时，其表面会形成不同强度的张力。人体皮肤存在张力松弛线，切口与该线平行时，创缘所受的张力小，创面愈合后的瘢痕小，而切口垂直于该线时，所受的张力大，瘢痕的发生率高。所以，皮肤切开操作时，应使切口和张力松弛线平行。在切开时，保持皮肤表面一定的张力，可使切口整齐美观。在组织分离时，通过牵拉形成组织间的张力，可使分离变得容易并省力。在组织缝合时，张力要适中。如缝合结扎过紧，张力过大，易造成血液循环障碍或切割组织。如缝合结扎过松，则组织无法对合，影响愈合。

　　手巧并不代表拥有良好的手术技巧。有些外科医师虽然在手的动作上看似缓慢和笨拙，但是他们从容不迫，循序渐进，没有多余的动作，手术时间同样很短。快不是简单的动作迅速，而是体现在手术者对局部解剖熟悉，对病变了解清楚。总之，手术操作不是单纯的技巧，而是建立在解剖、生理、病理和手术器械发展基础上的一门艺术。手巧固然是基本条件之一，但还要有丰富的基础医学知识指导，以及胆大心细、剑胆琴心的修养。

第五章　清创术▷▷▷▷

清创术（debridement）是用手术的方法对新鲜开放性污染伤口进行清洗去污、清除血块和异物、切除失去生机的组织、缝合伤口，使之尽量减少污染，甚至变成清洁伤口，达到一期愈合，有利于受伤部位功能和形态的恢复。

细菌侵入开放的伤口内，能否造成感染，除了和细菌本身的数量、致病能力以及侵入的时间有密切关系外，还取决于伤员的健康状况和伤口组织的条件。在一般情况下，具备正常活力的组织足以抵抗细菌的侵入，或是使感染局限在一定的范围。外来细菌感染只有在人体内存在不健康组织（如坏死的肌肉、皮肤和血肿等）时，才容易形成和发展。清创并不能彻底清除已侵入的细菌，但可以消除有利于细菌生存和生长的条件。因此，彻底清创是防止开放性损伤并发感染的根本手段。

清创术是一种外科基本手术操作。伤口初期处理的好坏，对伤口愈合、受伤部位组织的功能和形态的恢复起决定性作用，应予以重视。

一、伤口的临床分类

通常将伤口分为清洁、污染及感染伤口三类，分别进行处理。

（一）清洁伤口

清洁伤口（aseptic wound）指未受细菌感染的伤口，通常是指"无菌手术"（如甲状腺切除术、腹股沟疝修补术、截骨术等）的切口，缝合后一般都能达到一期愈合。

（二）污染伤口

污染伤口（stain wound）指创口内有细菌存在，但尚未发展成感染的伤口，伤后6～8小时内的伤口多属此类。污染伤口发展为感染伤口，不仅仅与处理时间相关，也与伤口污染严重或细菌毒性强有关。抵抗力低者，在4～6小时内即可变成感染伤口，已不宜按污染伤口处理。头面部伤口，因其局部血液循环良好，在伤后12小时内或更长时间仍可按污染伤口处理。其他部位的伤口，如果污染较少、失活组织不多（如刀刃切割伤），即使伤后处理时间稍迟，也仍可按污染伤口处理。处理原则：清创后使之成为清洁伤口，然后进行缝合。

（三）感染伤口

感染伤口（infection wound）指损伤时间长或已发生感染及化脓的伤口。处理原则：采取换药的方法使伤口引流充分，以达到二期愈合。

二、清创的目的

在伤口条件许可的情况下，通过止血、清除伤口内的积血、细菌、异物，切除失去活力的组织，修复损伤的器官，达到防止感染、促进伤口愈合的目的，有利于机体形态及功能的恢复，减少并发症的发生。

（一）清除感染源

清创术可清除创口内的各种异物，如泥沙、油垢、棉絮、衣片、弹片等，清理血凝块，去除失活或坏死组织，以净化细菌和细菌生长繁殖的环境。

（二）改善局部情况

清创手术能减轻伤部炎症反应对局部组织的压力，消除水肿或肿胀带来的循环障碍，使伤部得到充分的血液供应，保存组织的活力，增加抗感染能力，有利于组织的修复。

（三）争取创口一期愈合

清创术能消灭潜在腔隙，使创腔内壁无张力地对合，以求达到一期愈合。

三、清创术的适应证及禁忌证

在受伤 6～8 小时以内的开放性伤口应行清创术，因致病菌进入体内 6～8 小时之后大量繁殖，容易导致感染。若在伤后经过适当的药物及增强机体抵抗力的措施处理后，伤员一般情况好，无明显感染的伤口，亦可在 12 小时内清创。头皮部的损伤，因血液循环丰富，抗感染能力强，1～2 天内仍可清创。如伤口已有明显感染，则不应清创，而是将伤口周围皮肤擦净，消毒周围皮肤后，敞开引流。对已发生感染的创口要充分引流，并给予一定限度的扩创。

对于开放性损伤存在危及生命的并发症，如创伤伴有休克、较严重的合并伤（如颅脑损伤或胸腹部损伤）、危及生命的大血管损伤出血，应待病情稳定后再行清创术。

四、伤口的闭合

清创完毕之后，要根据具体情况进行缝合及开放。受伤 6～8 小时之内进行清创，伤口局部无任何感染迹象，则进行初期缝合。如果伤口经过适当的处理，有感染迹象或 12 小时后清创者，一般不缝合，或松驰地缝合。

（一）初期缝合

一般的裂伤、割伤，特别是锐器造成的损伤，清创之后即可将伤口按层缝合，但要注意：①清创必须彻底。②缝合时创缘无很大的张力。③术后 2～3 天检查伤口有无感染征象，并及时处理感染。

（二）延期缝合

清创之后不能进行初期缝合的，可暂时用生理盐水覆盖，争取在 4 ～ 7 天内缝合，但要注意：①伤口创缘无水肿。②无感染迹象。③缝合时无张力，缝合时应将皮肤边缘略加切除，不要强行剥离。④缝合之后伤口内置引流条，随后密切观察。

（三）二期缝合

有感染的伤口，在感染被控制之后为了缩短愈合过程，可行二期缝合。一般在伤后10 天时施行。此时创缘的皮肤多已收缩，创面上有肉芽组织，缝合时要将创缘剥离少许，松弛地缝合，留置引流条，随后定期换药。

总之，对于创口的处理，应尽快消除创面，若皮肤缺损过大，无法缝合时，则采取皮肤移植术。

五、组织损伤的处理原则

（一）皮肤的处理

创缘皮肤整齐（如切割伤），没有明显挫裂伤，则不必切除。创缘不整齐，呈锯齿形，可用手术刀沿创口周围切除约2mm。但对于手部的皮肤，应当尽量少切除或不切除，以免因皮肤缺损过多而造成功能障碍。皮肤暗紫色，切之不出血，表明皮肤已坏死，应将皮肤切除至出血为止。如果皮肤大片撕脱，不可全部切除。如果撕脱皮肤的血液循环已严重损害，则将撕脱皮肤切下，修整为适当厚度的皮片后回植，以覆盖创面。

（二）筋膜的处理

如果筋膜已经坏死，可以切除。在延长创口的同时延长筋膜切口，既能显露深部组织，同时也能减压。

（三）肌肉的处理

坏死的肌肉组织应全部切除。肌肉颜色呈暗紫色，刺激不收缩或用刀切割不出血者，均为坏死，应予切除，直至肌肉出血为止。坏死肌肉如不切除干净，将成为破伤风杆菌、气性坏疽杆菌等繁殖的条件。

（四）肌腱的处理

早期的割裂伤，创伤后一期缝合。对于炸伤等污染严重的外伤，清创后暂不能行肌腱缝合，将其以黑丝线固定在附近的软组织上，留作二期缝合。

（五）神经干的处理

用锐利的手术刀将损伤的神经干断端切除少许后，行对端吻合。若伤口污染严重，不能吻合时，可将两神经断端以黑丝线适当固定，留作后期处理。

（六）中小血管损伤的处理

一般均结扎止血，但若结扎后会影响远处组织的血液供应，则设法修补，否则采取血管移植术。

（七）骨骼的处理

凡是与软组织脱离的小骨片滞留在体内，可造成异物刺激，应当取出。穿出皮外的骨折端未经彻底处理不得还纳。较大的游离骨片虽与周围组织脱离，仍须保留，以免造成骨缺损。骨折复位后，应当根据骨折选用相应的内固定或外固定材料稳定骨折。

（八）火器伤的处理

1. 盲管伤

避免过深的清创处理，必要时可行对侧切开，去除异物，引流通畅。

2. 贯通伤

对出入口接近的浅部贯通伤，可将伤道的组织桥切开，变两个创口为一个创口，再进行清创缝合。对伤道较深的贯通伤，分别处理出入口，不能彻底清创者不能缝合。

3. 炸伤伤口

组织损伤污染严重，要仔细彻底清创。

（九）异物存留的处理

开放性损伤，组织内可存留各种异物，如弹片、碎石等。手术后组织内存在的线结、接骨板、髓内针也属异物。损伤后的异物原则上应当取出，感染灶内的异物尤应及早取出，使感染顺利治愈。伤口已经愈合的异物，术前必须明确定位，选择适当的手术途径取出。某些深部的异物数量多、小而分散者，如无明显的症状，且不损伤重要的组织器官，可以保留观察。

六、麻醉选择

上肢清创可用臂丛神经或腕部神经阻滞麻醉，下肢可用硬膜外麻醉。较小较浅的伤口可使用局麻，较大复杂严重的则可选用全麻。

七、清创术步骤

（一）清洗去污

清洗去污分清洗皮肤和清洗伤口两步。

1. 清洗皮肤　用无菌纱布覆盖伤口，再用汽油或乙醚擦去伤口周围皮肤的油污。术者七步洗手法洗手，戴无菌手套，更换覆盖伤口的纱布，用软毛刷蘸肥皂水刷洗皮肤，并用生理盐水冲净。然后换另一只毛刷再刷洗一遍，用无菌纱布擦干皮肤。（图 5-1 ～图 5-3）。

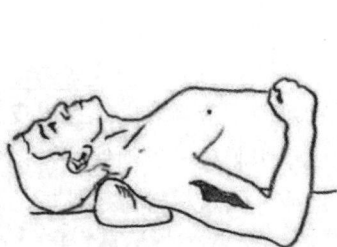

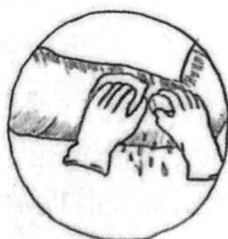

图 5-1　伤口　　　　　　　图 5-2　刷洗皮肤　　　图 5-3　生理盐水冲洗伤口

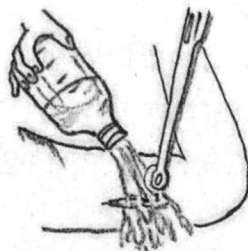

2. 清洗伤口　去掉覆盖伤口的纱布，以生理盐水冲洗伤口，再用 3% 过氧化氢溶液冲洗伤口。待伤口起泡沫后，再用无菌生理盐水冲洗干净，擦干皮肤。在此过程中，用镊子或小纱布球轻轻除去伤口内的污物、血凝块，去除较大的异物，有较大的出血点时给予结扎。

（二）清理伤口

施行麻醉，擦干皮肤，用碘酊、酒精或碘伏消毒皮肤，铺盖无菌手术巾，准备手术。术者应用手臂消毒液再次七步洗手法洗手，穿手术衣，戴无菌手套后即可清理伤口。

对浅层伤口，可将伤口周围不整齐的皮肤缘切除 0.2 ～ 0.5cm，切面止血，消除血凝块和异物，切除失活组织和明显挫伤的创缘组织（包括皮肤和皮下组织等），并随时用无菌盐水冲洗（图 5-4 ～图 5-6）。

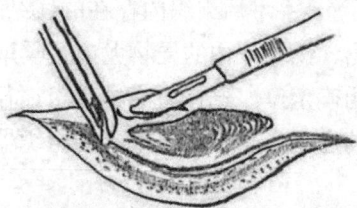

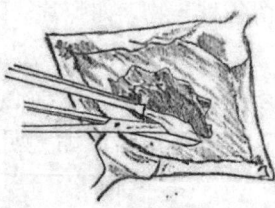

图 5-4　修整伤口皮缘　　　图 5-5　切除失去活力的筋膜　图 5-6　切除失去活力的肌肉

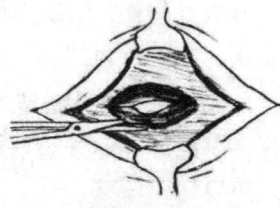

对深层伤口，应彻底切除失活的筋膜和肌肉（肌肉切面不出血，或用镊子夹镊不收缩者，表示已坏死），但不应将有活力的肌肉切除，以免切除过多影响功能。为了处理较深部伤口，有时可适当扩大伤口和切开筋膜，清理伤口，直至比较清洁和显露血液循环较好的组织。

如同时有粉碎性骨折，应尽量保留骨折片。已与骨膜游离的小骨片，则应予清除。

浅部贯通伤的出入口较接近者，可将伤道间的组织桥切开，变两个伤口为一个。如伤道过深，不应从入口处清理深部，而应从侧面切开处清理伤道。

伤口如有活动性出血，在清创前可先用止血钳钳夹，或临时结扎止血。待清理伤口时重新结扎，除去污染线头。渗血可用温盐水纱布压迫止血，或用凝血酶等局部止血剂止血。

（三）修复伤口

清创后再次用生理盐水清洗伤口。再根据污染程度、伤口大小和深度等具体情况，决定伤口是开放还是缝合，是一期还是延期缝合。未超过 12 小时的清洁伤口可一期缝合。大而深的伤口，在一期缝合时应放置引流条。污染重或特殊部位不能彻底清创的伤口，应延期缝合，即在清创后先于伤口内放置凡士林纱布条引流，待 4～7 天后，如伤口组织红润，无感染或水肿时，再作缝合。

头、面部血运丰富，愈合力强，即使损伤时间长，只要无明显感染，仍应争取一期缝合。

缝合伤口时，不应留有潜在腔隙，张力不能太大。重要的血管损伤应修补或吻合，断裂的肌腱和神经干应修整缝合，显露的神经和肌腱应以皮肤覆盖，开放性关节腔损伤应彻底清洗后缝合。胸腹腔的开放性损伤应彻底清创后，放置引流管或引流条（图 5-7）。

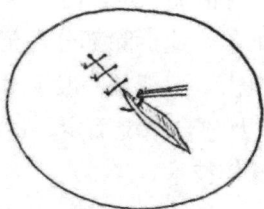

图 5-7　止血后缝合、引流

八、清创术注意事项

1. 严格遵守无菌操作原则和规程，重视外科基本操作技术，彻底清洗伤肢和周围健康组织上的污垢和异物。伤口清洗是清创术的重要步骤，必须反复用大量生理盐水冲洗，务必使伤口清洁后再行清创术。选用局麻者，只能在清洗伤口后麻醉。

2. 清创时既要彻底切除已失去活力的组织，又要尽量爱护和保留存活的组织，这样才能避免伤口感染，促进愈合，保存功能。

3. 伤口内止血应彻底，以免再形成血肿。

4. 除大血管破裂外，四肢开放性损伤原则上不用止血带，原因是：①上止血带后无法识别组织活力及有血供的健康组织和失去血供的损伤组织。②伤口内组织因缺血，活力进一步降低。③伤口缺血有助于厌氧菌的繁殖。

5. 缝合时注意组织层次的对合，不要残留潜在腔隙。皮肤缺损时可用植皮法，使损伤部位（尤其是神经、血管、骨、关节等）有皮肤保护。组织缝合必须避免张力太大，以免造成缺血或坏死。

6. 伤口内是否用抗生素应根据具体情况决定，但局部应用抗生素不能代替清创处理。

7.皮肤缺损者,可依据患者的全身情况、局部皮肤缺损的大小及部位,采用减张缝合、游离植皮、皮瓣转移等措施修复创面。

九、术后处理

1. 严重大范围开放性损伤,应注意维持呼吸、循环功能及肝肾功能的稳定。防治体液代谢和营养代谢失衡有助于伤口损伤组织的修复,尤其是严重的开放性损伤。根据血电解质、血色素、血浆蛋白的测定等采取相应措施。

2. 防治感染。为防治破伤风的发生,给予破伤风抗毒素(TAT)1500～3000U 肌注或破伤风人体免疫球蛋白 250U 肌注。污染严重或战伤患者给予气性坏疽抗毒素血清10000U 肌注。另外要根据伤情选择抗生素及其剂量和给药途径。

3. 酌情给予适当的止痛药物。

4. 抬高患肢,注意肢端血运,随时观察伤口包扎松紧是否合适、伤口有无出血等。对合并神经、血管损伤行修复术者,定期观察伤肢血供、感觉和运动功能,合并骨折进行整复、固定者,应拍摄 X 线片了解复位情况。

5. 检查伤口有无红肿、压痛、渗液及分泌物等感染征象。一般情况下,清创后 3～5 天内体温可达 38.5℃左右,如果全身情况稳定,伤口疼痛逐渐减轻,局部无红肿、热痛,不需要特殊处理。一旦出现感染征象,应拆除部分乃至全部缝线,敞开引流。行皮瓣转移修复伤口者,应注意观察皮瓣血供。引流条一般于术后 24～48 小时取出。

6. 拆线时间可根据伤口部位及愈合情况而定,过早拆线有造成伤口裂开的危险。具体拆线时间见第四章手术基本操作技术。

十、清创术动物实验

(一) 实验内容

软组织清创术。

(二) 目的要求

1. 掌握清创的基本准则及手术要点。
2. 掌握清创的基本程序及方法。
3. 练习无菌技术和在活体动物进行组织切开、止血、结扎和缝合。

(三) 实验物品的准备

1. 材料　无菌软毛刷、消毒肥皂水、无菌生理盐水、无菌纱布敷料,2.5%碘酊溶液、75%酒精溶液、0.1%新洁尔灭溶液、3%过氧化氢溶液、0.5% 聚维酮碘(碘伏)溶液、20%乌拉坦。

2. 器械　除基本的外科手术器械如手术刀、手术剪、血管钳、持针器、手术镊、布巾钳、海绵钳、组织钳、缝合针、缝合线、不同类型牵开器(皮肤拉钩、肌肉拉钩、甲状腺拉钩等）及咬骨钳外，合并神经、血管、肌腱损伤者应备显微器械，合并骨折者，合理选用内固定器材、动物体重秤。

3．**动物** 家兔或狗。

（四）实验方法及步骤（以家兔为例）

1．动物创伤模型的制作

（1）家兔称重。

（2）经家兔耳缘静脉注入 20％乌拉坦，5mL/kg 体质量。

（3）家兔全身麻醉成功后，前肢仰卧、后肢侧卧位，将其绑扎固定于手术台上。

（4）将距拟行切口部位 5cm 范围内的毛发剔除。

（5）于家兔臀部及大腿做一长约 6cm 的纵行不规则伤口，深达肌层，并将沙粒、煤炭渣涂抹于伤口内，造成伤口污染，用无菌纱布覆盖伤口。

2．操作步骤

（1）清洗

1）皮肤的清洗　第一助手先更换覆盖伤口的无菌纱布，戴无菌手套，用无菌软毛刷及肥皂液刷洗伤口周围皮肤 2 ～ 3 次，每次刷洗后用无菌生理盐水冲洗。更换覆盖伤口的无菌纱布，注意勿让冲洗液流入伤口，以免加重伤口污染。

2）伤口的清洗　揭去覆盖伤口的纱布，用无菌生理盐水冲洗伤口，并用无菌棉球轻轻擦去伤口内的污物、煤炭渣及沙粒。分别用 3％过氧化氢溶液或 0.1％新洁尔灭溶液浸泡伤口 3 分钟，以无菌生理盐水冲洗 2 ～ 3 次。

3）皮肤消毒　擦干皮肤，应用碘伏棉球在伤口周围消毒后，铺无菌巾保护术野。

（2）清创

1）皮肤的清创　沿伤口边缘将不整齐、污染的皮肤呈条状切除约 1 ～ 2mm，并彻底清除污染、失去血供的皮下组织。

2）清理伤口　由表及里彻底清除伤口内的异物，血肿，失去活力污染的组织如筋膜、肌肉等，并仔细探查有无重要的神经、血管损伤，结扎或缝扎活动性出血点，彻底止血。

3）再次冲洗　经彻底清创后，用 0.1％新洁尔灭溶液浸泡伤口 3 ～ 5 分钟，以无菌生理盐水冲洗伤口 2 ～ 3 次，更换手术器械及手套，伤口周围重新消毒，再铺一层无菌巾。

（3）伤口的缝合

1）1 号丝线间断缝合深筋膜、皮下组织及皮肤，不要残留潜在腔隙，闭合伤口。缝合皮肤前后应用酒精棉球消毒。

2）伤口用无菌纱布覆盖。

（五）注意事项

1．严格遵守无菌操作原则，重视外科基本操作技术，彻底清洗伤口周围皮肤污垢及异物。

2．由浅入深、仔细探查、认真操作，识别组织活力及血供，彻底清除伤口内血肿、异物及失去活力的组织，尽可能保留重要的血管、神经等重要组织。

3．合并神经、血管损伤者应予以妥善修复。

4．仔细止血，逐层缝合，避免残留潜在腔隙。

5．污染严重的伤口应在低位放置橡皮片引流。

第六章 急救技术 ▷▷▷▷

一、概念

急救在人类社会历史进程中是一门古老又年轻的学科。原始人在与猛兽搏斗、寻找食物的过程中，会发生各种伤害或中毒，这时就需要急救。随着人类寿命的增长、疾病谱的改变，心脑血管疾病发病率逐年增高，这时也需要急救。现代社会各种意外伤害诸如地震、洪水以及交通事故、飞机航空意外等天灾人祸，都需要急救。

急救发生在社会的各个层面、各个角落，现代急救早已逾越了医学的范畴，进入了社会学的范畴。现在的急救所普及的也不再是 20 世纪 50 ～ 60 年代的止血、包扎等以战伤外科为主的"四大技术"，而是着重向民众普及以心肺复苏为基本内容，并辅以创伤救护知识技能的培训。

20 世纪 90 年代初，国际急救医学界正式向社会提出了开展"第一目击者"（first-responder）的普及培训教学，以不失时机地在现场抢救因危重急症或意外伤害而生命危在旦夕的伤病员。

在现实生活中，心脏病急症、意外伤害及其他危重急症，绝大多数是发生在医院外的环境下，这些危急重症有一系列的抢救步骤，其中任何一步被延误或梗阻，抢救就可能失败，生命可能因此丧失。急救专家用"生存链"这一术语来命名这些步骤，并强调"生存链"实施的成功与否，并不仅仅依靠专业急救医疗部门，而且也依赖于社区民众的急救意识、知识、技能及社区急救系统。

二、"生存链"的内容

美国心脏协会（AHA）发布的《2020AHA 心肺复苏和心血管急救指南》中指出"生存链"分为院外心脏骤停（out-of-hospital cardiac arrest，OHCA）、院内心脏骤停（in-hospital cardiac arrest，IHCA）两条路径（图 6-1），由紧密相连的六个环节组成。尽管根据患者年龄和心脏骤停发生地点的不同，各个生存链略有不同，但都包含下列要素。

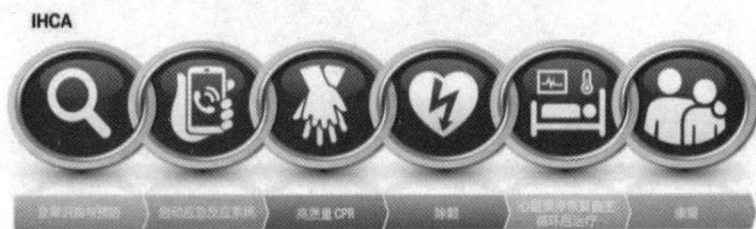

图 6-1 院内与院外心脏骤停生存链

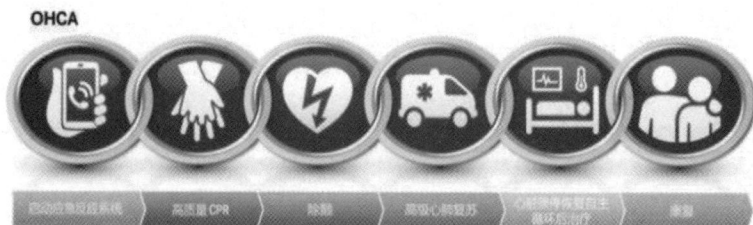

图 6-1　院内与院外心脏骤停生存链（续）

（一）预防和准备

预防和准备是及早识别心脏骤停以及迅速做出急救响应的基础。

1. **院外**　大多数成人院外心脏骤停都是在出乎意料的情况下在家中发生。在心脏骤停发生后的最初几分钟内，及早进行高质量 CPR 并快速除颤，是取得良好预后的决定性因素。安排有序的社区项目可帮助公众对心脏骤停情况迅速做出急救反应，这对于改善预后来说至关重要。

预防措施包括用于改善个人健康以及社区居民总体健康状况的措施。准备措施包括公众意识提升项目及培训，旨在帮助人们识别心脏病发作以及心脏骤停的体征，并采取有效措施。社区 CPR 培训以及应急反应系统的改善发挥着至关重要的作用。

提供远程指导的急救调度员（即急救电话接线员、调度员）负责给予 CPR 指示，有助于提高旁观者实施CPR的比例以及改善预后。这种调度员远程指导的CPR（telephone-assisted cardiac pulmonary resuscitation，T-CPR）形式，能够让公众进行高质量 CPR 和早期除颤。

借助手机应用程序或短信，可以向接受过 CPR 培训的公众求救。手机应用程序 / 地图有助于施救者定位距离现场最近的自动除颤仪（automated external defibrillator,AED）。

目前，很多公众场所都会配置 AED（图 6-2），这为早期除颤提供了支持，也有助于拯救更多生命。公众除颤项目（public access to defibrillators,PAD）的目标是在公众场所配置 AED 并培训非专业人员使用 AED，从而缩短开始除颤之前所耗费的时间。

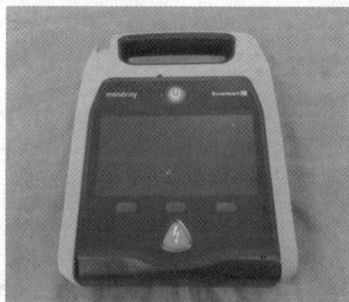

图 6-2　AED

2. **院内**　对于院内心脏骤停，准备措施包括尽早识别可能需要心肺复苏的患者并迅速做出急救响应。对于住院的成人患者，心脏骤停的起因通常是重症呼吸系统或循环系统疾病恶化。通过仔细观察、预防性救治以及针对心脏骤停前的病情进行早期治疗，医务人员可以预测和预防上述的很多心脏骤停情况。

实施人员在确认患者心脏骤停后，应立即启动应急反应系统，实施高质量 CPR 并快速除颤，这一点至关重要。许多机构都在持续进行关于复苏响应的培训，有些机构还设立了快速响应团队或急诊医疗团队。

（二）启动应急反应系统

1．院外　启动应急反应系统通常是指大声地向周围的人求助以及拨打 120。在工作场所中，每位员工都应该了解如何在各自所处的环境中启动应急反应系统。施救者越早启动应急反应系统，便能越早开始下一个级别的救治。

2．院内　如何在医院环境中启动应急反应系统具体取决于各医疗机构的情况。实施人员可以启动急救程序，召集快速响应团队或急诊医疗团队，或者请别人帮忙这样做。实施人员越早启动应急反应系统，便能越早开始下一个级别的救治。

（三）高质量 CPR，包括早期除颤

院外和院内实施高质量 CPR（并且尽量减少按压中断）以及早期除颤（图 6-3），是取得心肺复苏良好预后的最关键措施。在确认患者心脏骤停后立即进行高质量 CPR，再结合早期除颤，可以使存活率翻倍或达到三倍。公众和医务人员都可以实施上述时效性很高的干预措施。未接受过 CPR 培训的旁观者至少应该进行胸外按压，又称为单纯按压式 CPR（Hands-Only CPR）。即便没有接受过相关培训，旁观者也能按照急救调度员通过电话提供的远程指导进行胸外按压（T-CPR）。

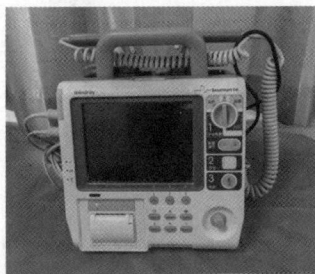

图 6-3　心脏除颤仪

如果成人猝倒或无反应，非专业施救者不应检查脉搏，而应假定存在心脏骤停。在确保现场安全的情况下，应立即实施心肺复苏（胸外心脏按压——C（Compression）、开放气道——A（Airway）、人工呼吸——B（Breathing）），即基础生命支持（basic life support，BLS）。

有效的按压、通畅的气道、合适的通气是维持患者生命的前提，也是抢救能够成功的关键。在入院前或专业救治人员到来前，BLS 应尽可能做到不中断。如有条件，可多人轮流按压，以确保按压效率。

（四）高级心肺复苏干预措施

1．院外和院内

在尝试进行心肺复苏期间，可以由经过专业医疗培训的实施人员实施高级干预措施。

在实施某些高级干预措施时，需要建立血管通路、给予药物治疗以及置入高级气道。其他干预措施涉及 12 导联心电图（ECG）检查或高级心电监护。无论是院内还是院外，高质量 CPR 和除颤都是确保取得良好预后的关键干预措施和基础。

2. 院外

非专业施救者需要进行高质量 CPR 并使用 AED 除颤，尝试进行心肺复苏，直到多人施救团队接管。该高效团队会继续进行高质量 CPR 和除颤，并且可能实施高级干预措施。

3. 院内

医院的高效团队成员可能包括医生、护士、呼吸治疗师、药剂师以及其他人员。除了高级干预措施之外，体外膜肺 CPR 也可用于某些情况下的心肺复苏。

（五）心脏骤停恢复自主循环后治疗

1. 院外

在自主循环恢复（return of spontaneous circulation，ROSC）以后，所有心脏骤停患者都要接受心脏骤停恢复自主循环后治疗。心脏骤停恢复自主循环后的治疗包括常规的支持性救治措施，比如人工通气和血压管理。此类治疗需要在现场就开始进行，并且在将患者转移到医疗机构的过程中不可中断。

2. 院内

多学科协作救治团队可提供此类高级治疗。实施人员的主要工作是防止心脏骤停的复发以及制定适合患者的特定疗法，从而提高远期存活率。在急诊科、心脏导管介入手术室（导管室）、重症监护病房或冠心病监护病房，可能需要进行心脏骤停恢复自主循环后治疗。

患者可能需要接受心脏导管介入手术。在手术过程中，需要将导管插入动脉（大多数情况下，从腹股沟或手腕的动脉插入导管，然后穿过血管，最终将导管的末端插入患者心脏的相应部位），以便评估心脏功能和血流。可能会修复某些心脏问题（比如动脉堵塞），也有可能诊断出其他问题。

（六）康复

心脏骤停患者出院后的康复治疗可能会需要很长时间。根据病因不同，心脏骤停存活者可能需要接受针对性的干预治疗，以消除引起心脏骤停的根本原因或提供心脏康复治疗。有些患者需要接受侧重于神经恢复的康复治疗。在康复期，非常有必要为患者及家属提供心理支持。施救者也能从心理支持中受益。

三、现场急救目的与原则

现场急救是指当危重急症以及意外伤害发生，短时间内对伤病员生命造成严重危害，而专业医务人员未赶到时，抢救者利用现场所提供的人力、物力为伤病员采取及时有效的初步救助措施。

（一）目的

1. 抢救生命，降低死亡率。
2. 防止病情的继续恶化。
3. 减轻病痛，减少意外损害，降低伤残率。

为此，急救人员要拥有救死扶伤的人道主义精神。同时，要学习基本的急救知识与技能，在现场充分发挥对伤病员进行基础急救的作用，为专业急救争取宝贵时间，挽救生命。

（二）原则

1. 沉着大胆，细心负责，分清轻、重、缓、急，果断实施急救方法。
2. 先处理危重患者，再处理病情较轻患者。对于同一患者，先救治生命，再处理局部。
3. 观察现场环境，确保自己及伤者的安全。
4. 充分运用现场可供支配的人力、物力来协助急救。

第一节　止血

出血（hemorrhage/ bleeding）是任何创伤均可发生的并发症，又是主症，它是威胁伤患者生命十分重要的原因之一。出血有性质、种类、多少之分，应采取相应的止血方法（hemostasis）和步骤。但无论遇到哪种出血，都应采取有效、可靠的方法，分秒必争地止血，才能降低伤对患者的损害，特别是大出血的急救，是挽救伤患者生命的刻不容缓的大事。

一、出血量与症状

失血量和速度是威胁健康生命的关键因素。几分钟内急性失血 1000mL，生命即会受到威胁。十几小时内慢性出血 2000mL，不一定引起死亡。急性失血总量超过血容量的 20% 以上，会出现休克等症。因此，遇到出血时，应立即采取止血措施。当伤（病）员大出血时，应迅速控制，成年人丢失 1000mL 及以上的血液时（小儿要比这少得多）就可能危及生命。以出血量多少而分为大、中、小量出血（表 6-1）。

表 6-1　成年人出血量与临床表现

分类	出血量（mL）	占体内总重量百分比（%）	主要症状
小量出血	< 500	10～15	症状不明显
中量出血	< 1500	15～30	头晕，眼花，心慌，面色苍白，呼吸困难，脉细，血压下降
大量出血	> 1500	30 以上	严重呼吸困难，心力衰竭，休克，出冷汗，四肢发凉，血压下降

二、出血性质的判断

1. **毛细血管出血**（capillary hemorrhage）　呈点状或片状渗出，色鲜红，可自愈。
2. **静脉出血**（venous hemorrhage）　较缓慢流出，色暗红，多不能自愈。
3. **动脉出血**（arterial hemorrhage）　呈喷射状，色鲜红，多经急救方能止血。

三、急救止血法

（一）一般止血法

创口小的出血，局部用生理盐水冲洗，周围用75%酒精棉球涂擦消毒。涂擦时，先由近伤口处向外周涂擦，然后盖上无菌纱布，用绷带包扎紧即可。如头皮或毛发部位出血，应剃除毛发，清洗、消毒后包扎。

（二）指压止血法

1. **头顶部出血**　一侧头顶部出血，用食指或拇指压迫同侧耳前方颞浅动脉搏动点（图6-4A）。
2. **颜面部出血**　一侧颜面部出血，用食指或拇指压迫同侧面动脉搏动处。面动脉在下颌骨下缘下颌角前方约3cm处（图6-4B）。
3. **头面部出血**　一侧头面部出血，可用拇指或其他四指在颈总动脉搏动处，压向颈椎方向。颈部动脉在气管与胸锁乳突肌之间（图6-4C）。

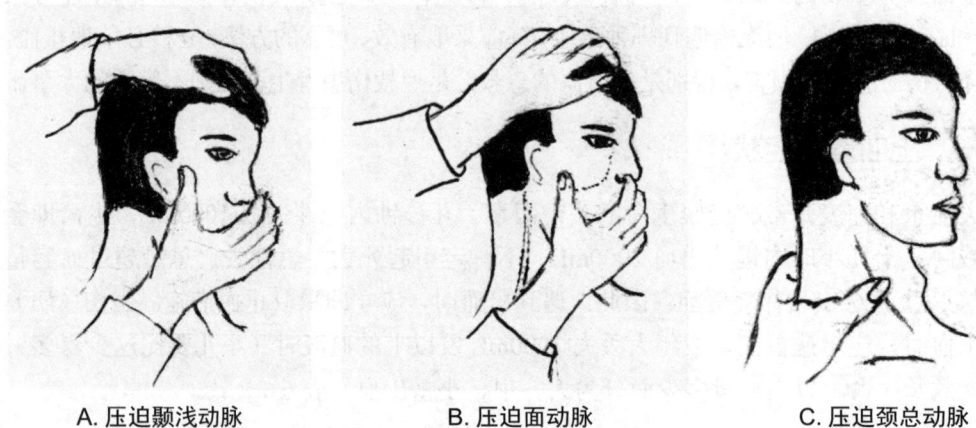

A. 压迫颞浅动脉　　　　B. 压迫面动脉　　　　C. 压迫颈总动脉

图6-4　头面部出血

4. **肩、腋部出血**　用食指压迫同侧锁骨窝中部的锁骨下动脉搏动处，将其压向深处的第一肋骨（图6-5）。
5. **前臂出血**　用拇指或其余四指压迫上臂内侧肱二头肌内侧沟处的肱动脉搏动点（图6-6）。

6. 手部出血　互救时两手拇指分别压迫手腕横纹稍上处，内外侧（尺、桡动脉）各有一搏动点（图6-7）。

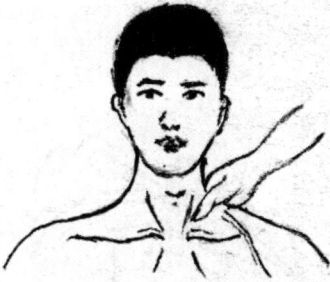

图6-5　压迫锁骨下动脉　　　　图6-6　压迫肱动脉　　　　图6-7　压迫尺、桡动脉

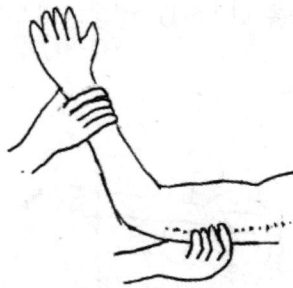

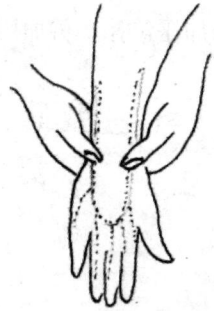

7. 大腿以下出血　自救时，两手拇指重叠用力压迫大腿上端腹股沟中点稍下方股动脉搏动处（图6-8）。

8. 足部出血　用两手拇指分别压迫足背中部近踝关节处的足背动脉和足跟内侧与内踝之间的胫后动脉（图6-9）。

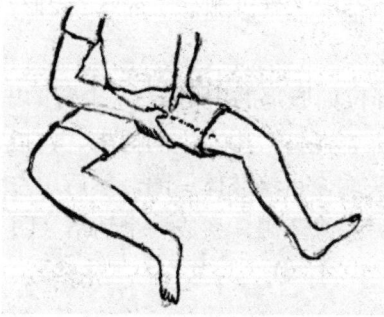

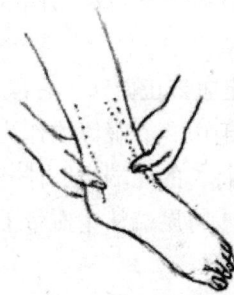

图6-8　压迫股动脉　　　　图6-9　压迫足背动脉、胫后动脉

（三）填塞止血法

对软组织内的血管损伤出血，用无菌绷带、纱布填入伤口内压紧，外加大块无菌敷料加压包裹（图6-10）。

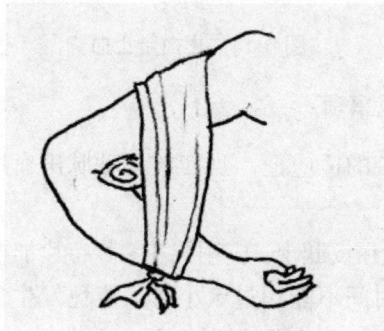

图6-10　填塞止血法

（四）加压包扎止血法

先用纱布、棉垫、绷带、布类等做成垫子放在伤口的无菌敷料上，再用绷带或三角巾加压包扎，可加用木棒绞索（图 6-11 ～图 6-13）。

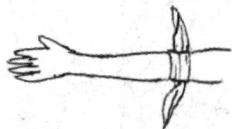

图 6-11　加压包扎（三角巾）　　图 6-12　加压包扎（绷带）　　图 6-13　加压包扎（木棒绞索）

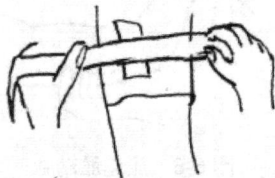

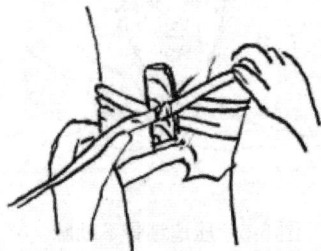

（五）止血带止血法

常用的止血带有橡皮和布制两种。在紧急情况下常以绷带、布带（衣服扯成条状）、裤带、面巾代替。

1. 橡皮止血带止血法　在肢体的恰当部位如股部的中下 1/3、上臂的中上 1/3，用纱布、棉布或毛巾、衣服等物作为衬垫后再上止血带。用左手的拇指、食指、中指执止血带的头端，将长的尾端绕肢体一圈后压住头端，再绕肢体一圈，然后用左手食指、中指夹住尾端后，将尾端从止血带下拉过，由另一缘牵出，系成一个活结（图 6-14）。

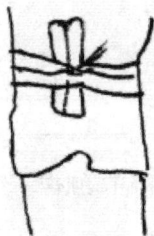

图 6-14　止血带止血

2. 使用止血带止血注意事项

（1）要严格掌握止血带的适应证，当四肢大动脉出血用加压包扎不能止血时，才能使用止血带。

（2）止血带不能直接扎在皮肤上，应用棉花、薄布片加衬垫，以隔开皮肤和止血带。

（3）止血带连续使用时间不能超过 5 小时，避免发生急性肾功能衰竭或止血带休克或肢体坏死。每 30 分钟或 60 分钟要慢慢松开止血带 1 ～ 3 分钟。

（4）松解止血带前，应先输液或输血，准备好止血用品，然后松开止血带。

（5）上止血带松紧要适度，以出血停止、动脉搏动摸不到为度。

（6）用气压止血带时，上肢压力一般为40kPa（300mmHg），下肢压力一般50kPa（375mmHg）。

（六）药物止血

常用止血药物有维生素 K_1、维生素 K_3、氨基己酸、氨甲苯酸、凝血酶（外用）等。

第二节　包扎

包扎（dressing）是各种外伤中最常用、最重要、最基本的急救技术之一。包扎有压迫止血、保护伤口、防止感染、固定骨折和减轻疼痛等效果。在紧急情况下，往往无消毒药和无菌纱布、绷带等，可用较干净的衣服、毛巾、包袱皮、白布等。包扎时不能过紧，以防引起疼痛和肿胀；也不宜过松，以防脱落。

一、绷带使用方法

常用的绷带使用方法有环绕法、蛇形法、螺旋法、螺旋反折法、"8"字形法、回反法等（图6-15）。

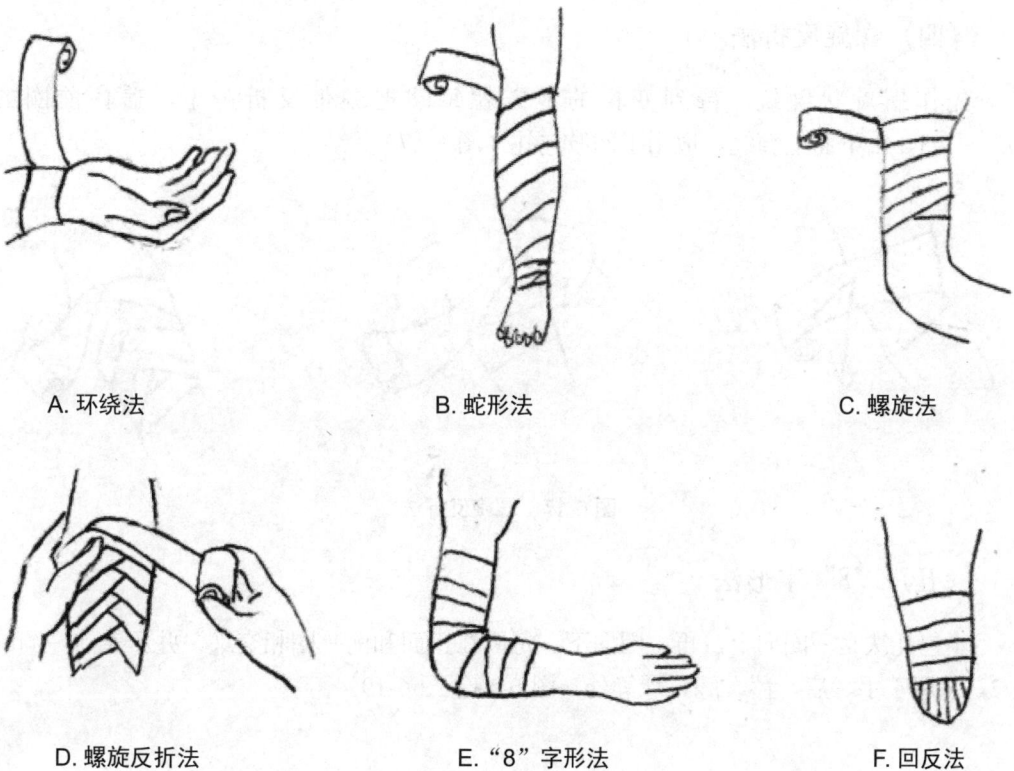

A. 环绕法　　　　　　B. 蛇形法　　　　　　C. 螺旋法

D. 螺旋反折法　　　　E. "8"字形法　　　　F. 回反法

图6-15　常用的绷带使用方法

（一）环绕法

将绷带做环形缠绕，第一圈环绕稍呈斜形，第二圈应与第一圈重叠，第三圈继续环形缠绕。环绕法通常用于前后粗细相等的部位，如胸、四肢、腹部（图 6-16）。

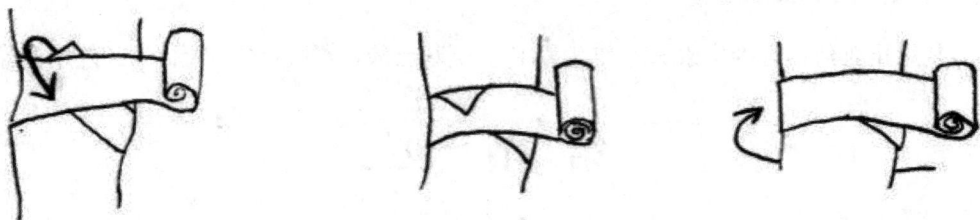

图 6-16　环绕法

（二）蛇形法

绷带斜形缠绕，各周互不重叠。适用于简单固定敷料或夹板，松解时方便。

（三）螺旋法

使绷带螺旋向上，每圈应压在前一圈的 1/2 处。适用于四肢和躯干等处。

（四）螺旋反折法

先作螺旋状缠绕，待到变粗的地方就每圈把绷带反折一下，盖住前圈的 1/3 ~ 2/3，由下而上缠绕。适用于四肢包扎（图 6-17）。

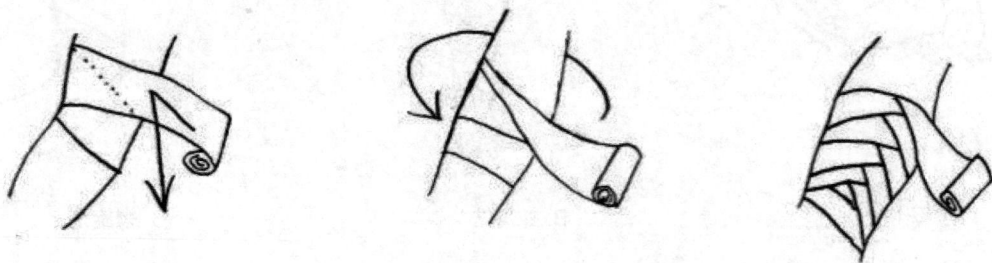

图 6-17　螺旋反折法

（五）"8"字形法

本包扎法是一圈向上，再一圈向下，每圈在正面和前一圈相交叉，并压盖前一圈的 1/2。多用于手、肩、髋、膝、踝等处（图 6-18、图 6-19）。

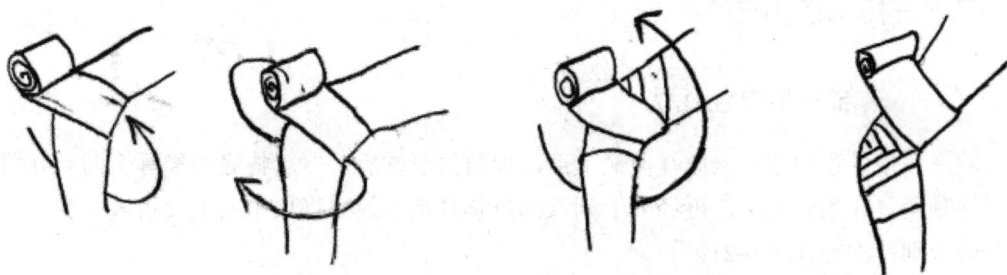

图 6-18 膝部"8"字形法

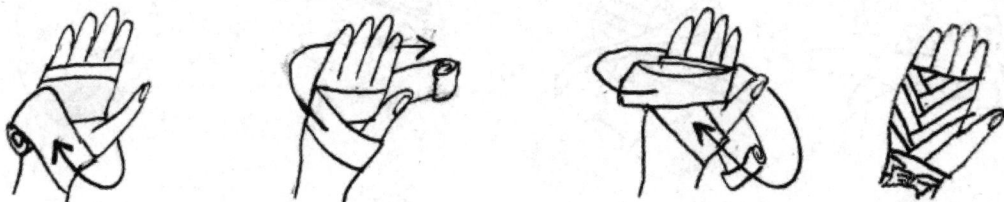

图 6-19 手部"8"字形法

（六）回反法

本法多用于头和肢端。头部双绷带回反法是将两卷绷带连接在一起，打结处放在头后部，分别经耳上向前，于额中央交叉，将第一卷绷带经头顶到枕部，第二卷绷带则环绕头部，并在枕部将第一卷绷带第一回反覆盖，第一卷绷带再由枕部经头顶到额部，第二卷绷带在额部又将第一卷绷带的第二回反覆盖。如此，第一卷绷带回反与第二卷绷带环绕交叉包扎，直到将整个头顶覆盖。此法常需要一位助手在回反折时按压一下绷带的反折端，松紧要适度（图 6-20）。

用上述方法时，手指、脚趾无创伤时应暴露在外，以观察血液循环情况，以及有无疼痛、水肿、发绀等。

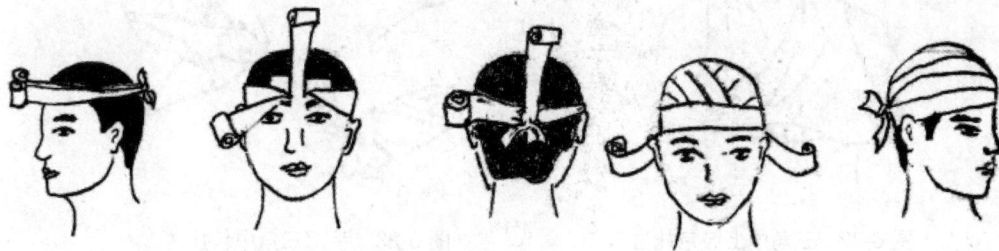

图 6-20 头部回反法

二、三角巾包扎法

（一）头部三角巾包扎法

将三角巾底边的正中点放在前额上部，顶角位于枕后，然后将底边经耳上向后扎紧并压住顶角，在颈后交叉，再经耳上到额部拉紧打结，最后将顶角向上反折嵌入底边，用胶带或别针固定（图6-21）。

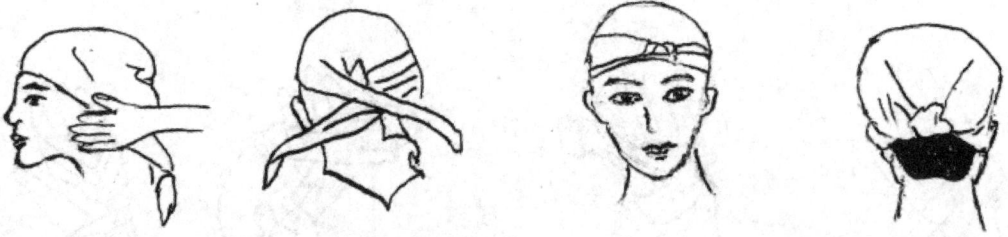

图 6-21　头部三角巾包扎法

（二）三角巾上肢包扎法

将三角巾铺于伤员胸前，顶角对准肘关节稍外侧，屈曲前臂并压住三角巾，底边二头绕过颈部在颈后打结，肘部顶角反折，用别针扣住（图6-22）。

（三）手部三角巾包扎法

将伤员手部放于三角巾上，顶角反折，两底边对折，在腕部打结（图6-23）。

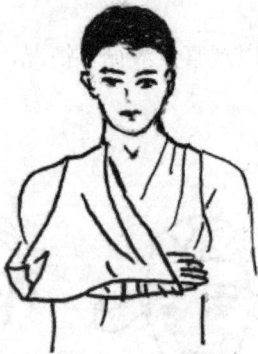

图 6-22　三角巾上肢包扎法

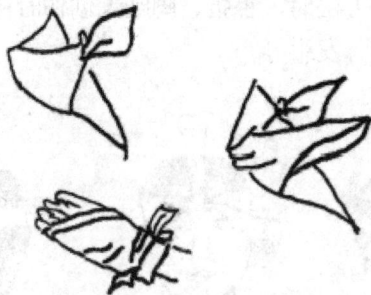

图 6-23　手部三角巾包扎法

三、四头带包扎法

常用于胸部伤口包扎，方法是将四头带放在胸前伤口敷料上，将四个头分别拉向后背，在肩部、背后打结（图6-24）。

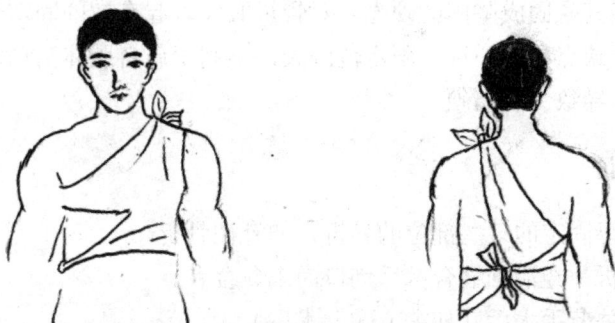

图 6-24 胸部四头带包扎法

第三节 固定

固定（fixation）对骨折、关节严重损伤、肢体挤压伤和大面积软组织损伤等能起到很好的限制作用，可以临时减轻痛苦，减少并发症，有利于伤员的护送。对开放性软组织损伤应先止血，再包扎。固定时松紧适度，牢固可靠。固定技术分外固定和内固定两种。院外急救多受条件限制，只能做外固定。目前最常用的外固定有小夹板、石膏绷带、外展架等。

一、小夹板固定

（一）方法

可用木板、竹片或杉树皮等，削成长宽适宜的小夹板。固定骨折时，小夹板与皮肤之间垫棉花或棉垫，将绷带或布条固定在小夹板上，以防损伤皮肉。此法固定限度较石膏绷带小，但能有效防治骨折端的移位。因其不包括骨折的上下关节，故便于及时进行功能锻炼，防止发生关节僵硬等并发症，具有确实可靠、骨折愈合快、功能恢复好、治疗费用低等优点。

（二）适应证

1. 四肢闭合性管状骨折。
2. 四肢开放性骨折，创面小，经处理后创口已愈合者。
3. 陈旧性四肢骨折适合于手法复位者。

二、石膏绷带固定

（一）方法

将无水硫酸钙（熟石膏）细粉末均匀撒在特制的稀纱布绷带上，做成石膏绷带，经水浸泡后在肢体上缠绕数层，使成管型石膏；或做成多层重叠的石膏托，用湿纱布绷带包扎在肢体上，待其凝固成坚固的硬壳，对骨折肢体可起有效的固定作用。其优点是固定作用确实可靠，缺点是无弹性、固定范围大，不利于患者肢体活动锻炼，妨碍患肢功能恢复，且有可能导致关节僵硬。

（二）适应证

1. 小夹板难以固定的某些部位的骨折，如脊柱骨折。
2. 开放性骨折，经清创缝合术后创口尚未愈合者。
3. 某些骨、关节手术后（如关节融合术后）。
4. 畸形矫正术后。
5. 治疗化脓性骨髓炎、关节炎者。

三、外展架固定

（一）方法

用石膏绷带将铅丝夹板、铅板或木板制成外展架包于患者胸廓侧后方，可将肩、肘、腕关节固定于功能位（图 6-25）。患者站立或卧床时，均可使患肢处于抬高位置，有利于血液回流，以减轻水肿、疼痛等。

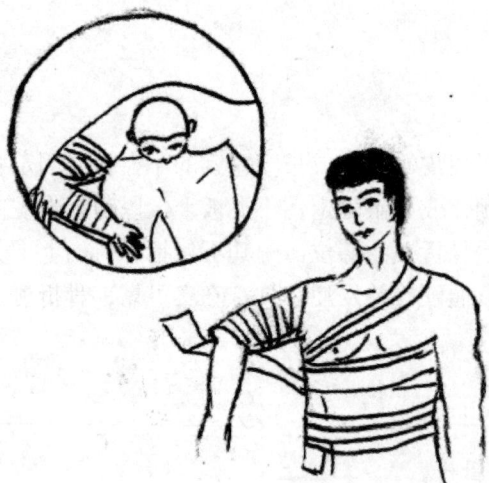

图 6-25　外展架固定

（二）适应证

1. 肿胀较重的上肢闭合性损伤。
2. 肱骨骨折合并神经损伤。
3. 臂丛牵拉伤，严重上臂或前臂开放性损伤。
4. 肩胛骨骨折。
5. 肩、肘关节化脓性炎症及结核。

四、几种骨折固定技术

固定技术在急救中占有重要地位，及时、正确的固定可预防休克，防止伤口感染，避免神经、血管、骨骼、软组织等再次损伤。

院外急救骨折固定时，常不能达到医院急救的要求，而是就地取材，代替正规器材。如各种 2～3cm 厚的木板、竹竿、竹片、树枝、木棍、硬纸板、伤者健侧下肢均可作为固定用品。

1. **颈椎骨折固定** ①使伤者的头颈与躯干保持直线位置。②用棉布、衣物等，将伤者颈、头两侧垫好，防止左右摆动。③将木板放置于头至臀下，然后用绷带或布带将额部、肩和上胸、臀固定于木板上，使之稳固。

2. **锁骨骨折固定** 用绷带在肩背做"8"字形固定，并用三角巾或宽布条于颈上吊托前臂。

3. **肱骨骨折固定** 用代用夹板 2～3 块固定患肢，并用三角巾、布条将其悬吊于颈部（图6-26）。

4. **前臂骨折固定** 用 2 块木板，一块放前臂上，另一块放背面，但其长度要超过肘关节，然后用布带或三角巾捆绑托起（图6-27）。

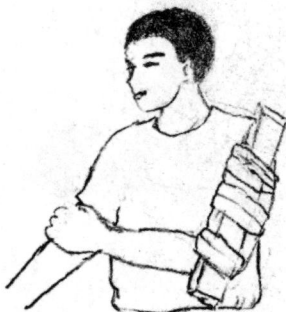

图 6-26 肱骨骨折固定　　　　　　　图 6-27 前臂骨折固定

5. **股骨骨折固定** 用木板 2 块，将大腿、小腿一起固定，木板长达腰部，置于大腿前后，并将踝关节一起固定，以防活动引起骨折错位（图6-28）。

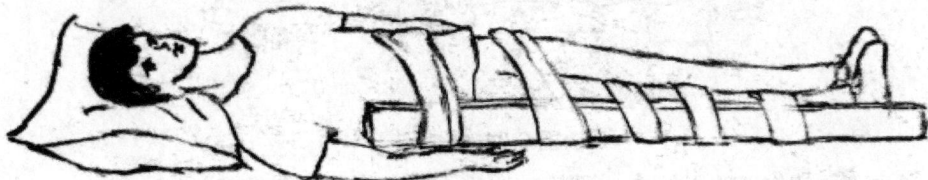

图 6-28 股骨骨折固定

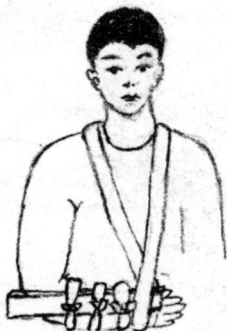

6. **小腿骨折固定** 胫骨、腓骨骨折在没有固定材料的情况下，可将患肢固定在健侧下肢上（图6-29）。

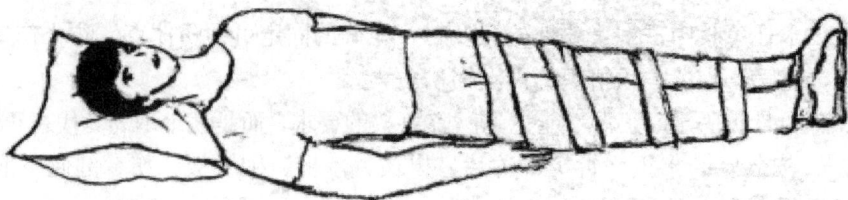

图 6-29　小腿骨折固定

7. 脊柱骨折　脊柱骨折和脱位伤员伤情往往比较严重而复杂。各种暴力使颈椎、胸椎、腰椎、尾椎骨折或错位，甚至损伤脊髓，常可致残，危及生命，需要及时、正确地救治。

正确搬运如下：

（1）伤者两下肢伸直，两上肢置于身体两侧。

（2）3～4名急救者在伤者一侧，两人托臀和双下肢，另两人分别托头、腰部，用滚动法或平托法置伤者于担架或门板上（图 6-30、图 6-31）。

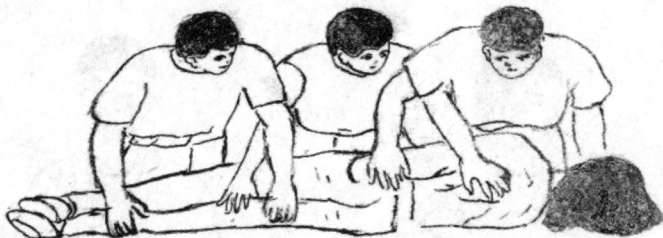

图 6-30　滚动法

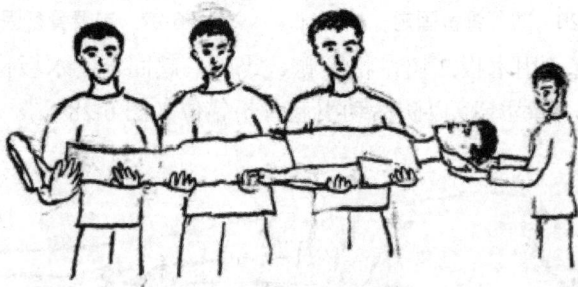

图 6-31　平托法

（3）不要使伤者躯干扭曲，严禁一人抬头一人抬足（图 6-32）。

（4）用枕头、沙袋、衣物垫堵腰和颈两侧。颈、腰椎脱位或骨折时，应将颈下、腰下垫高，保持颈、腰部处于过伸状态。

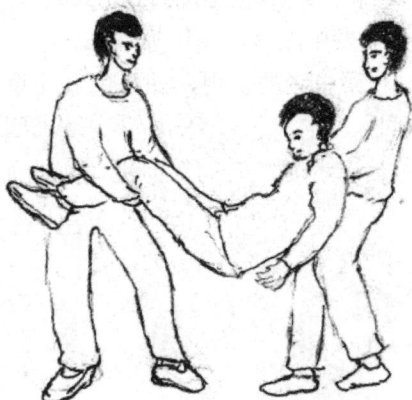

图 6-32 脊柱骨折错误搬运

五、固定注意事项

1. 遇有呼吸、心跳停止者，先行复苏措施，出血休克者先止血，病情有根本好转后再进行固定。

2. 院外固定时，对骨折后造成的畸形禁止整复，不能把骨折断端送回伤口内，适当固定即可。

3. 代用品的夹板要长于两端的关节并一起固定。夹板应光滑，夹板靠皮肤一面最好垫以软垫，并包裹两端。

4. 固定时应松紧适宜而牢固。

5. 固定四肢时应尽可能暴露手指（足趾），以观察有无指（趾）尖发绀、肿胀、疼痛、血液循环障碍等。

第四节　搬运

当身边有人受到伤害或患急重症时，除在现场采取相应的急救措施外，还要尽快准备好运载工具，将患者送至医院救治。将患者从发病现场搬至担架，或从担架搬至救护车、船、飞机上，然后搬下车、船、飞机，再用担架送到医院内，这个过程就是搬运（moving）。搬运患者的方法是急救的重要技术之一。搬运的目的是使伤患者迅速脱离危险地带，纠正当时影响伤患者的病态体位，以减轻痛苦，减少二次伤害，安全迅速地送往医院治疗。搬运伤患者的方法应根据当地、当时的器材和人力而选定。

一、对搬运转送患者的要求

1. 首先必须妥善处理好患者（如外伤患者的止血、止痛、包扎、固定），才能搬动。除非患者有生命危险或救护人员无法在短时间内赶到，都应等救护人员将病情处理稳定后，再转送医院。

2. 在人员、器材未准备妥当时，切忌搬运患者，尤其是搬运身体过重和神志不清者。否则，搬运者途中可能因疲劳而发生滚落、摔伤等意外。

3. 在搬运过程中要随时观察患者的表现，如气色、呼吸等，注意保暖，但不要将头面部包盖太严，以免影响呼吸。

4. 在火灾现场浓烟中搬运患者时，应匍匐前进，离地面 30cm 以内处烟雾稀薄，否则容易因浓烟而窒息。

二、常用的搬运方法

（一）担架搬运法

此方法最为常用，适于运送病情重和远途的患者。现在常用的有走轮担架、帆布担架，也可用替代品（绳索、被服）制成的结实的担架。担架搬运时的具体方法是以 3～4 人为一组，将患者移上担架，患者头部在后，脚在前，抬担架的人脚步、行动要一致。向低处抬时，前面的人要抬高，后面的人要放低，使患者身体保持在水平状态，上台阶时则相反。走在担架后面的人要注意观察患者情况。脊柱损伤患者要用硬板担架，并将其身体固定在担架上，搬运时注意保持脊柱的稳定。

在没有现成的担架而又需要担架搬运伤患者时，常自制担架（图 6-33）。

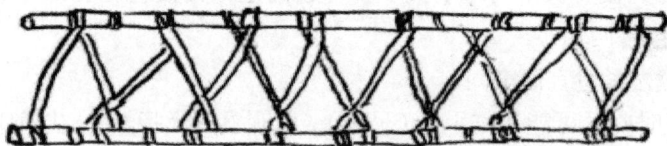

A. 用木棍制作担架

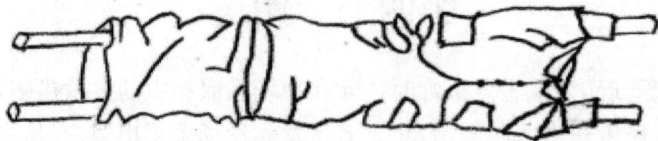

B. 用上衣制作担架

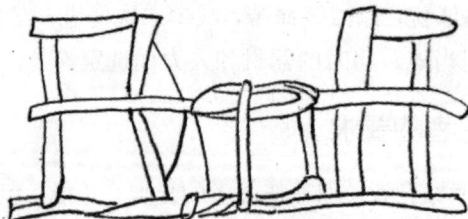

C. 用椅子代替担架

图 6-33　自制担架

1. **用木棍制作担架** 两根长约 2 米的木棍或竹竿绑成梯子形，中间用绳索来回绑在两长棍之中即成。

2. **用上衣制作担架** 两根长的木棍或竹竿插入两件上衣的袖筒中即成。常在没有绳索的情况下用此法。

3. **用椅子代替担架** 扶手椅两把对接，用绳索固定对接处即成。

（二）徒手搬运法

病情轻、路途近又找不到担架时，可用背负、抱持、托举等方法搬运。特别要指出的是，有些错误的搬运方法能导致患者（主要是脊椎骨折患者）病情的恶化。因此在救护现场，切忌对脊椎受伤的患者随意搬动。

1. **单人搬运法** 适用于伤势比较轻的伤患者，采取背、抱或扶持等方法（图 6-34）。

2. **双人搬运法** 一人托双下肢，一人托腰部。在不影响病伤的情况下，还可用椅式和拉车式（图 6-35）。

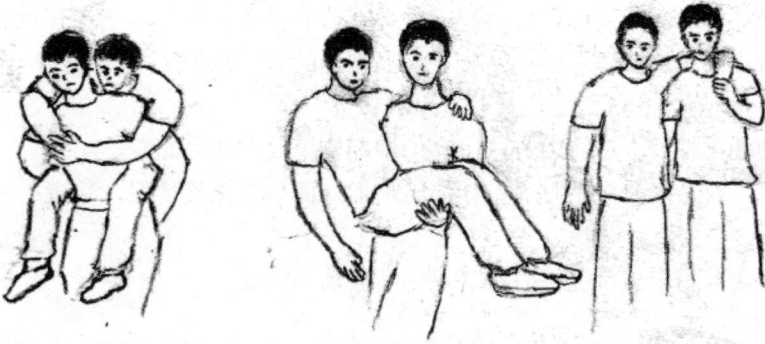

图 6-34 单人搬运法

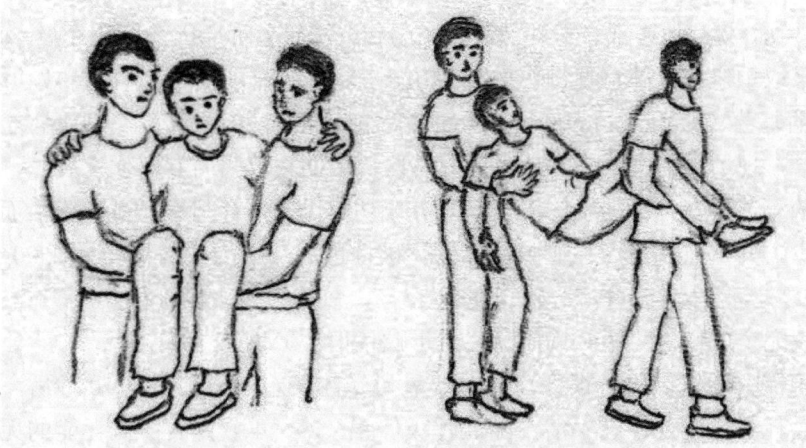

图 6-35 双人搬运法

3. 三人搬运法 对疑有胸、腰椎骨折的伤者，应由三人配合搬运。一人托住肩胛部，一人托住臀部和腰部，另一人托住两下肢，三人同时把伤员轻轻抬放到硬板担架上。

4. 多人搬运法 向担架上搬动脊椎受伤的患者时，应由 4～6 人一起搬动。两人专管患者头部的牵引固定，始终保持患者头部与躯干成直线的位置，维持颈部不动。另外两人托住臀背，两人托住下肢，协调地将伤者平直放到担架上，并在颈、膝后放一小枕头，头部两侧用软垫或沙袋固定。

（三）车辆搬运

车辆搬运受气候影响小，速度快，能及时送到医院抢救，尤其适合较长距离运送。轻者可坐在车上，重者可躺在车内的担架上。重伤患者最好用救护车转送，缺少救护车的地方，可用汽车运送。上车后，胸部伤员取半卧位，颅脑伤者应使头偏向一侧。

三、搬运患者注意事项

1. 必须先急救，妥善处理后才能搬动。

2. 运送时尽可能不摇动伤（病）者的身体。若遇脊椎受伤者，应将其身体固定在担架上，用硬板担架搬送。切忌一人抱胸、一人抱腿的双人搬抬法，因为这样搬动易加重脊髓损伤。

3. 不论使用哪种运送患者的方法，在途中都要稳妥，切忌颠簸。

4. 运送患者时，随时观察呼吸、体温、出血、面色变化等情况，注意患者姿势，给患者保暖。

5. 在人员、器材未准备完好时，切忌随意搬动。

第五节　心肺脑复苏

由于外伤、疾病、中毒、意外低温、淹溺和电击等各种原因，导致呼吸、心搏骤停，必须紧急采取重建和促进心脏、呼吸有效功能恢复的措施，从而促进脑有效功能的恢复，即为心肺脑复苏（cardio pulmonary cerebral resuscitation，CPCR）。心肺脑复苏已由医院走向社会，现场救治已定型并进入普及阶段，后期救治已向专科化发展。

心肺脑复苏虽有不少进展，但至今复苏成功率仍低，存活率尤低，成活而无神经后遗症者更少，其重点和难点在于脑复苏的突破性进展。脑的质量平均为 1500g，仅占人体质量的 2%，但其血流量占心输出量的 15%，氧摄取量占全身的 20%～25%，脑组织能量供应完全依赖葡萄糖有氧代谢，能量贮备很少。

脑组织需要的氧供应量很大，而对缺氧耐受性很差，心跳停止 10 秒后，脑内可利用的氧就会耗尽，出现神志不清，随之呼吸停止，2～4 分钟后，低耗能的无氧代谢也会停止。心跳停止 4～5 分钟后，供应脑能量的 ATP（三磷酸腺苷）也将耗竭，所有反应均会停止，导致脑细胞缺氧、肿胀、损伤，引起脑组织水肿、出血、坏死，最终导致脑死亡。

脑组织的正常脑血流（cerebral blood flow，CBF）为每分钟 45 ～ 60mL/100g，低于每分钟 20mL/100g 即会发生脑功能损伤，而脑血流低于每分钟 8 ～ 10mL/100g 可造成不可逆转的损伤。脑缺氧与心跳、呼吸骤停密切相关，只要临场迅速做好呼吸、心跳复苏，就能促进脑复苏。

力争改善脑缺血后的继发损害是脑复苏的关键。训练有素、反应迅速的专业救治队伍现场抢救、迅速按心肺脑复苏步骤进行救治，使心肺脑复苏术成为对心跳呼吸骤停患者的有效而可行的救治方法。

一、心肺脑复苏步骤

心肺脑复苏步骤包括基础生命支持、进一步生命支持和持续生命支持（表 6-2）。

表 6-2　心肺脑复苏纲要

阶段	步骤	无需设备的措施	需采用设备的措施
基础生命支持 （早期干预） Basic Life Support	C 胸外心脏按压 （Compression）	胸外心脏按压	胸外心肺复苏机
	A 保持气道通畅 （Airway）	头后仰，提起下颌，手法清理口咽部，推举上腹部，叩打背部	口咽部吸引，去除分泌物 置入鼻咽导管 置入食管填塞器 置入气管内导管，气管内吸痰 气管切开
	B 人工呼吸 （Breathing）	口对口（鼻）呼吸	口对面罩呼吸（有 O_2 或无 O_2） 简易呼吸器人工呼吸（有 O_2 或无 O_2） 机械通气
进一步生命支持 （早期除颤） Advanced Life Support	D 电除颤 （Defibrillation） E 监测 （ECG 等） F 液体和药物治疗 （Fluids & Drugs）		除颤器、起搏器 心电图机或多参数监护仪等 开放静脉、肾上腺素、利多卡因等纠正酸中毒
持续生命支持 （早期脑保护） Prolonged Life Support	G 评估 （Gauge） H 脑复苏 （Human mentation） I 加强治疗 （Intensive care）		脑电图（是否脑死亡及预后） 头部冰袋降温、高压氧仓、脱水利尿等 降低颅内压、防治脑水肿 多器官功能支持

（一）基础生命支持

即现场抢救。目的在于尽快地恢复脑组织氧和血的供应。它包括 C（Compression）胸外心脏按压、A（Airway）保持气道通畅、B（Breathing）口对口（或口对鼻）人工呼吸。力争在呼吸、心搏骤停后 4 分钟内开始。

对心搏骤停的判断必须迅速、果断，万不可等待血压测定或心电图监测结果，其中最重要的症状是未触及颈动脉搏动。瞳孔散大是重要的表现，但它是在循环停止后出现的，所以不应等瞳孔散大后才确定。

对继发性心搏骤停（如窒息）采用 ABC 步骤。其他确诊的原发性心搏骤停，应采用 CAB 步骤，胸外按压先于人工呼吸，原因是：①在正常时，脑组织内含有足够的氧，呼吸停止 30 秒后才出现严重的血氧不饱和。②脑组织对缺氧的耐受性比缺血更大。③在整个复苏过程中，呼吸均有可能保持满意状态。

1. 胸外心脏按压

救治者双膝处于被救治者卧位（头低足略高）体表水平，其左手掌根置于被救治者胸骨中下 1/3 交界处，右手掌根置于左手掌根背部，双手指背屈不接触胸壁。按压时以救治者髋关节为支点，以脊柱为力臂，肩关节收紧，肘关节绷直，借助上半身的力量垂直下压。所施压力为救治者体重的 40%，能使被救治者胸骨及相连之肋软骨下陷 5～6cm。按压与放松时间比 1：1，放松应彻底，但掌根不能脱离胸壁。按压频率为 100～120 次/分钟。动作应自然有节奏、连续不间断，如需人员替换时，按压中断不应超过 7 秒。

确定按压位置时，成人可用两乳头连线水平胸部正中定位，婴幼儿紧贴双侧乳头连线下方水平。按压时，6 岁以内儿童可以单手按压，3 岁以内幼儿及新生儿可以两手拇指并拢，置于胸骨中部按压，两手其余四指放于其胸廓两侧，也可以右手食指、中指置于胸骨中部行单手按压。

现场抢救，如发现心搏骤停者，可立即给予胸外心脏按压 30 次，口对口（或鼻）吹气 2 次。只要有效，均应坚持。如果效果不佳或无效，除改进、纠正不当操作外，不宜轻易放弃抢救。关于施救者在施救过程中造成被救助者损伤可能引发的纠纷问题，2021 年 8 月颁布的《中华人民共和国医师法》第二十七条及《中华人民共和国民法典》第一百八十四条均规定：因自愿实施紧急救助行为造成受助人损害的，救助人不承担民事责任。

2. 保持气道通畅

意识丧失患者气道阻塞最常见的部位在咽下部，此时舌根和会厌不能抬离咽后壁。1/3 昏迷患者的软腭具有活瓣样作用，呼气时有气道阻塞。

头后仰、托下颌和张口称"气道三步手法"。口腔内成形异物可用手指挖除，液体分泌物可侧头后用食指抠挖。清除呼吸道内异物，成人采用海姆立克冲击法（图 6-36），儿童可用背部叩击法，可重复 1～5 次。

无论是淡水或海水淹溺者，大多肺内未吸入大量水分。淹溺者咽进大量水可导致胃扩张，应迅速将淹溺者转为俯卧位，救治者用手托起胃部，使头低腰高，将水压迫排出。

一个基本原则是，只要不影响呼吸道通畅，不要因清理呼吸道而影响基础生命支持开始。

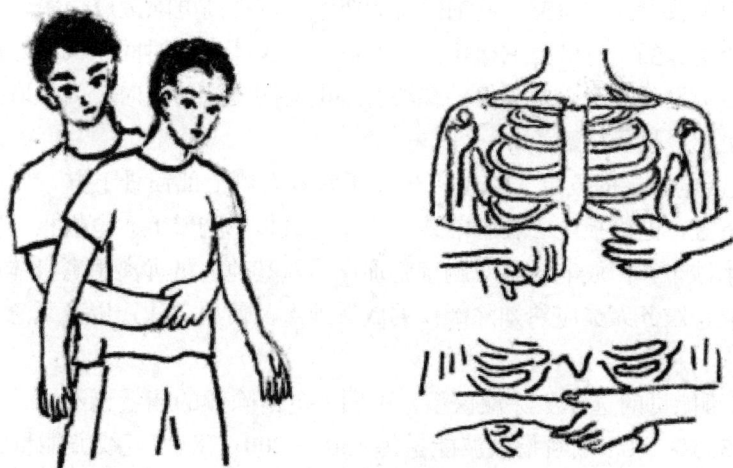

图 6-36　海姆立克急救法

3. 口对口（或口对鼻）人工呼吸

救治者位于被复苏者一侧，一手闭合被复苏者的双鼻孔（或用颊部压住双鼻孔），一手托起下颌。救护者深吸气后，用嘴包裹被复苏者的嘴，缓慢吹气，一次吹气 1～2 秒。吹气时暂停胸外按压，见到胸部抬起即可结束吹气。呼气时，张口、松开鼻孔，使气体从患者胸廓、口鼻内自动逸出。

口对鼻吹气适用于张口受限、牙关紧闭者。对鼻吹气时亦应闭合患者口唇，以免气体自口腔逸出。

（二）进一步生命支持

目的在于促进心脏复跳，恢复自主循环和正常血压，力争在呼吸、心搏骤停后 6 分钟内开始。

进一步生命支持包括：①继续基础生命支持。②应用辅助设备及特殊技术，如各种通气管道或气管内置管，吸氧、机械通气、开胸心脏按压等，以建立和维持有效通气和循环。③电击除颤、复律或应用起搏器。④建立静脉输液给药通路，肘前静脉置管是首选。⑤药物治疗促进复跳，包括纠正心律失常、低血压、高血钾症及酸中毒等，以保持复苏后的内稳态。⑥心电图监测，以发现心律失常并及时控制。⑦对明显的原发伤、病进行治疗。⑧头部低温。

主要步骤是 D（Defibrillation）电除颤、E（ECG）心电图监测及 F（Fluids&Drugs）补液、使用药物促进复跳。

1. 电除颤

（1）推荐除颤时机　①对于心室纤颤、无脉室速的患者可立即除颤。②心搏骤停未及时发现者或显示为非除颤心律者（如无脉电活动或心电机械分离），建议在基础生命支持一个循环后进行除颤。若一次除颤不成功，则应继续 CPR，同时可给予肾上腺素、利多卡因、溴苄胺等药物除颤，使细颤转为粗颤，可提高电除颤成功率。

早期给予电除颤，有极大的概率诱发心脏的自主搏动，时间越久，除颤成功的概率越小。当患者突发呼吸、心搏骤停，在没有心电监测支持诊断时，为争取抢救时机，可进行除颤，也称"盲目除颤"。

（2）除颤电极板的位置　一电极板放于胸骨右侧上部锁骨下方，另一电极板放在左侧乳头外下方，电极板中心在腋前线上，压电极板于胸壁上。电极板上应涂布导电膏（或包裹盐水纱布），放电时要对胸壁施加压力，其他人员远离患者身体或床边，以免发生电击事故。医务人员应熟知除颤仪的放置地点及使用方法，以备紧急抢救时拿取、使用。

（3）除颤能量的选择　除颤仪型号不同，电击除颤的能量也不同。一般单相波除颤仪可选用 360J，双相截断指数波能量为 150～200J，双相直线波能量为 120J。如不知除颤仪规格，可选用 200J 能量除颤。儿童均以 2J/kg 体质量除颤。除颤能量不能超过 360J。低于 360J 除颤，既能保证有效，又可防止心肌损伤。儿童均以 2J/kg 体质量除颤。若一次除颤不成功，应继续 CPR，3～5 分钟后再次除颤。对于电击前心室颤动振幅细小的患者，可先静脉推注肾上腺素 1mg，使细颤转为粗颤，以提高除颤成功率。

2. 药物治疗，促进复跳

复苏时用药的目的是激发心脏恢复搏动，并增强心肌收缩力，防治心律失常，调整急性酸碱失衡，补充体液和电解质。复苏期间的给药务必做到迅速、准确，所有药物的给药途径首选静脉注射（intravenous injection，IV）或骨髓腔内注射（intraosseous infusion，IO）。

已有中心静脉置管者应由中心静脉给药，无中心静脉置管者可由肘静脉穿刺给药。建立静脉通路困难者，尤其是继发于低血容量休克的心脏骤停者，可迅速建立 IO 注射通路。建立 IO 通路可用专用骨髓穿刺针在胫骨前、粗隆下 1～3cm 处垂直刺入胫骨，穿过胫骨皮质后有阻力消失感，如注射器回吸可见骨髓，说明穿刺成功。经 IO 可以输液、给药，其效果与静脉途径相当。

因技术困难不能迅速建立静脉或骨内给药途径者，还可以经气管内插管给药。肾上腺素、利多卡因和阿托品均可经气管内给药，而碳酸氢钠、氯化钙不能经气管内给药。一般先将以上药物常规使用量的 2～2.5 倍以生理盐水稀释到 10mL，经气管内插管迅速流入，然后立即行人工呼吸，使药物弥散到两侧支气管系。由于心内注射引起的并发症较多，如张力性气胸、心脏压塞、心肌或冠状血管撕裂等，一般不主张采用。中心静脉给药起效最快，腕、手或下肢远端静脉距离中心静脉较远，药物起效较慢，是次选给药通路。

肾上腺素是心肺复苏的首选药物，其药理特点是：①具有 α 与 β 肾上腺素能受体兴奋作用，有助于停搏心脏恢复自主心律。②其 α 受体兴奋作用可使周围血管总阻力增加，而不增加冠状动脉和脑血管的阻力，同时可使舒张压升高，因而可增加心肌和脑的灌注。③能增强心肌收缩力，室颤者用肾上腺素后可由细颤波转为粗颤波，使电除颤成功率明显提高。心脏按压未能使心搏恢复时，可静脉注入肾上腺素 0.5 ～ 1.0mg 或 0.01 ～ 0.02mg/kg，以促进心搏的恢复，必要时可每 3 ～ 5 分钟重复注射。除肾上腺素外，也可使用其他血管活性药物如去甲肾上腺素、多巴胺、多巴酚丁胺、血管加压素等。

对于伴有心律失常的患者，可应用治疗心律失常的药物。如利多卡因、胺碘酮、阿托品等。

利多卡因是最早用于治疗心律失常的药物，可治疗各种室性心律失常，且对血流动力学几乎没有影响。利多卡因可使心肌因缺血或梗死而降低的纤颤阈值得以恢复或提高，并使心肌在心室舒张期对异位电刺激的应激阈值提高，尤其适用于治疗室性期前收缩和阵发性室性心动过速。对于除颤后又复发室颤而需反复除颤的患者，利多卡因可使心肌的激惹性降低，缓解室颤的复发。目前证据不足以支持心脏骤停后常规使用利多卡因，但室颤或无脉性室性心动过速导致的心脏骤停，在恢复自主循环后可以考虑立即开始或继续给予利多卡因。利多卡因的单次静脉注射开始用量为 1 ～ 1.5mg/kg，每 5 ～ 10 分钟可重复应用，重复用量为 0.5 ～ 0.75mg/kg。

胺碘酮对治疗房性和室性心律失常都有效，在治疗室颤或室性心动过速方面具有一定的优势，但使用后低血压和心动过缓的发生率较高。对于 CPR、电除颤或血管加压素治疗无效的室颤和无脉室速，可选择胺碘酮治疗，成人初始单次剂量为 300mg（或 5mg/kg）IV/IO。必要时可重复注射 150mg。

阿托品是 M 型抗胆碱药，可通过阻断心肌 M_2 胆碱受体拮抗乙酰胆碱或迷走神经兴奋作用，增强窦房结的自律性和房室传导。阿托品对于迷走神经亢进引起的窦性心动过缓和房室传导障碍有一定的治疗作用，但目前还没有可靠研究证明阿托品用于心脏静止（asystole）和无脉电活动（pulseless electrical activity，PEA）时能改善其预后。2010 年的 AHA 心肺复苏指南中不推荐在心脏静止和 PEA 中常规使用阿托品。

在 CPR 期间，酸中毒的严重程度与心脏骤停的时间长短和 CPR 的效果相关。常规、盲目应用碳酸氢钠纠正酸中毒是很不利的。在心脏按压时，心输出量很低，组织灌注和氧供不足致无氧代谢增加，但静脉血和组织中的酸性代谢产物及 CO_2 不能排出，导致 pH 降低和 $PaCO_2$ 升高。给予的碳酸氢钠可解离生成更多 CO_2，CO_2 弥散透过血 - 脑屏障和细胞膜，使脑组织和细胞内产生更加严重的酸中毒。因此，在复苏期间不主张常规应用碳酸氢钠，在容量补足、缺氧纠正后酸中毒仍无改善时可考虑输注。最好能根据动脉血气分析结果计算碳酸氢钠用量，其用量遵循"不宜过碱，宁稍偏酸"的原则。

（三）持续生命支持

持续生命支持是心肺复苏后的加强治疗，对原发病、继发病及并发症进行救治，防治多器官衰竭，重点和关键在于脑复苏。

1. 对动脉压进行主动控制，维持改善循环功能，增进脑及全身血流灌流

防止心脏再次停跳是心肺复苏后各项治疗最基本的目的，同时查明再次停跳的原因。使用肾上腺素促进复跳之后，首选多巴胺作为升压药。此药不能与碳酸氢钠合用同一输

液系统，因其在碱性环境中会被灭活。

心律失常是造成再次停跳的主要原因。

利多卡因是处理和预防室性心动过速和室颤的首选药物。普鲁卡因酰胺适用于利多卡因不能控制的室性心律失常。溴苄胺适用于利多卡因与除颤无效、反复发作的室颤，也适用于利多卡因、普鲁卡因酰胺未能抑制的有脉搏的室颤。异搏停是治疗阵发性室上性心动过速而 QRS 波不增宽的首选药物。

阿托品用于窦性心动过缓、高度房室传导阻滞及室性停搏。阿托品治疗无效时，可用异丙基肾上腺素。

心源性休克是心肺复苏后的严重并发症。有条件时，应通过 Swan － Ganz 导管、ECG 等监测心脏前负荷、后负荷、心肌收缩力、心律，防止心功能衰竭。

复苏过程中血压不易稳定的原因较复杂，除中枢调节受累外，还与血容量、心肌损害、心律失常、酸中毒等相关，要进行针对性治疗，尽力减少为维持血压而滴注的升压药的药量。可联合应用强心药、正性肌力药和减轻后负荷药物。

2. 肺功能监测，防治肺部并发症

心脏复跳后，无论自主呼吸是否出现，都应进行呼吸支持，保持满意的氧分压（PaO_2），以保证脑组织的氧供，并适度降低二氧化碳分压（$PaCO_2$）。控制 pH 值为 7.3 ～ 7.6，$PaO_2$13kPa（100mmHg）以上，$PaCO_2$3.5 ～ 4.5kPa（25 ～ 35mmHg）。控制性过度通气也是迅速降低颅内压首要而简便的方法，必须待动脉血气分析和胸部 X 线检查满意后再拔管。

呼吸系统最常见的并发症是肺炎、肺水肿和急性呼吸衰竭，多为急性呼吸窘迫综合征（acute respiratory distress syndrome，ARDS）。应加强监测，及早发现，针对性治疗。一般先常规应用广谱抗生素，再根据细菌培养结果调整抗生素。

3. 肾功能监测及肾衰治疗

留置导尿管，观察尿比重、pH 值，记录 24 小时出入量，血和尿的尿素氮、肌酐浓度，血电解质浓度，血清蛋白总量和白蛋白含量等，从而对肾前性、肾后性、肾性肾衰竭做出鉴别诊断和处理。

复苏早期的尿少，多为低血容量或肾血管痉挛引起。视循环情况，可使用血管扩张药、利尿剂。

急性肾小管坏死引起尿少是常见的心搏骤停并发症。当尿量增加到每小时 50mL 以上，尿比重大于 1.015 时，提示肾功能恢复满意。

及早使用利尿剂可预防脑水肿和急性肾功能衰竭的发生。采用甘露醇 0.5g/kg 体质量静脉滴注，总量 1 ～ 3g/kg 体质量，如尿量不能增加，按急性肾功能衰竭处理。应用速尿 0.5mg/kg 体质量静脉推注，通常首次 20 ～ 40mg 静脉推注，一次最大量 400 ～ 800mg，24 小时最大量 4g。应用利尿剂时，应注意功能性细胞外液减少、血液在末梢淤滞、尿少、低血钾等合并症。

4．肝、胃肠功能监测及防治肝、胃黏膜衰竭

肠鸣音未恢复患者宜置入胃管，行胃肠减压，有条件者应监测胃液 pH 值，保持胃液 pH 值高于 4.5。可经胃管灌入抗酸药物或氢氧化铝胶，亦可静脉滴注奥美拉唑。

如发生应激性溃疡出血，可通过胃管排空胃内容物，再用冷盐水洗胃，灌入抗酸止血药物。有条件者，必要时可在纤维胃镜下激光止血。

5．血液系统监测，防治 DIC

监测项目有：①出血症状。②多发性血栓造成的症状，如脑血栓致昏睡、末梢血栓致局部坏死。③血液凝固方面的改变，应测定血小板计数、3P 试验、纤维蛋白原定量、凝血酶原时间及出凝血时间等。应纠正贫血、血小板减少，排除 DIC。

6．脑复苏

（1）以最有效的方法使鼻咽温度降至 30℃（2 ～ 6 小时内降下来为最好），维持在 32℃～ 34℃，待四肢协调动作和听觉恢复，再复温。鼻咽温度在 32℃ 以上时，并不影响神志恢复，没有必要中途升温观察神志。

（2）恢复血压，并维持在 12 ～ 13.33kPa（90 ～ 100mmHg）为宜。血压突然升高者用血管扩张剂，如丙咪嗪，每次 12.5 ～ 25mg，1 日 3 次口服；或口服硝普钠，每次 40 ～ 60mg。

（3）在控制血压、控制性过度通气、控制性降温治疗的同时，予以脱水利尿。利尿剂的应用应根据颅内压、尿量、血容量的结果决定。复苏的第一个 24 小时尿量可超出入量 500 ～ 1000mL。

（4）大剂量皮质激素理论上可以抑制血管内凝血，降低毛细管通透性，维持血脑屏障的完整性，使脑脊液形成减少，从而有减轻脑水肿的作用，可稳定溶酶体膜。国外报道用量较大，甲基强的松龙 15 ～ 30mg/kg 体质量，或地塞米松 3 ～ 6mg/kg 体质量。国内只略高于常规用量。

（5）如有颅内压监测，颅内压异常升高时，可静脉滴注 20% 甘露醇降低颅内压。

（6）有肌肉痉挛或抽搐者，可口服地西泮 5mg（每片 2.5mg），2 次 / 天。

（7）有条件者可应用高压氧疗法。

（8）加强护理、防止感染。

（四）复苏的结局和停止抢救

4 分钟内开始现场救治，6 分钟内进行进一步生命支持。心搏停止未超过 10 分钟，未发生再次心脏停搏，昏迷不超过 48 小时者，一般预后良好。

现场抢救失败一般是指复苏过程不能产生或维持满意的人工循环。除有明确的不可救治的致死原因者可停止抢救外，均应进行进一步生命支持。

所有能抢救的患者在自主循环恢复之前或出现心脏死亡征象之前都应做心肺复苏。如果给予满意的心肺复苏和药物治疗，在 30 分钟以上（有作者认为在 1 小时以上）仍

无法恢复的心脏停搏（ECG 示一直线），则可以肯定心脏死亡。只要心电活动存在，即使是室颤或濒死 QRS 波，也应该认为还有机会恢复自主循环。

首先复苏的是延髓，此时患者出现自主呼吸。完全复苏的患者，自主呼吸多在心跳恢复后 1 小时内出现。继之瞳孔对光反射恢复，即中脑开始有功能。接着是咽气管反射、角膜反射、痛觉反射恢复。随之出现四肢屈伸活动。听觉出现是大脑皮层机能恢复的信号，呼应反应的出现提示患者即将清醒，最后才是共济功能和视觉的恢复。当然，实际上患者并不一定按此顺序清醒，可能会突然清醒。心搏恢复很快、昏迷时间短的患者，多是突然清醒。长时间昏迷的患者，复苏时上述恢复过程较为明显。

大脑死亡（皮质死亡）是指大脑，特别是新皮质及其幕上结构发生不可逆性损害，出现去大脑皮质状态，仅少数人可能有好转，多数人停留在"植物性状态"（"植物人"），现称为"社会死亡"。

脑死亡（全脑死亡）是整个脑坏死，包括大脑、小脑、中脑与脑干坏死。对脑死亡患者的处理尚有争论，面临的主要问题来自情感、伦理和法律等方面。脑死亡的标准十分严格而且有分歧，大多数医学与法律以脑死亡为死亡标准，认为应停止抢救。在我国，对脑死亡患者采取领导、专家、亲属三方意见一致的依据判定救治与否。

复苏是一种义务。我们不能仅满足于把人救活，而要使患者能够重新进入人类社会。

二、心肺复苏人体模型急救训练

（一）实验内容

心肺复苏技术训练。

（二）实验目的

训练抢救人员并提高其急救复苏技术。心肺复苏急救人体模型可以模拟胸外按压、人工呼吸、颈动脉搏动等，是医疗专业人员和群众救护人员进行心肺复苏技术训练的模拟机。操作正确与否，可显示为光电信号。

（三）操作步骤

1. 使用前检查

（1）将人体模型从箱中取出，仰卧于床上或平地上。

（2）接通电源，将外接电源整流器插入电源插座，将另一端插入显示器下方的电源插孔内。

（3）按下电源开关，接通电源。

（4）按下计数复位开关，使数码恢复零位。

（5）按下节拍启动开关，节拍启动后有节拍音响，定时器开始工作。

（6）根据操作需要，保持节拍 100 ～ 120 次 / 分钟频率即可。

（7）将胸骨压下 5 ～ 6cm，检查绿灯是否亮，是否同步计数 1 次。按压超过 6cm，检查红灯是否亮。

（8）口对口呼气 400mL 以上潮气量时，检查绿灯是否亮，是否同步计数 1 次。

（9）按压位置不正确时，检查红灯是否亮。

（10）用手有节奏地挤压手球，检查颈动脉是否搏动。

2. 单项操作

单项操作，主要是按 C—胸外按压，A—开放气道，B—人工呼吸三个程序进行。

操作前接通电源，使数码恢复零位，按下节拍启动开关，启动定时器，频率放在需要的 100 次 / 分钟或 120 次 / 分钟位置上。

（1）C—胸外按压　在胸骨中下 1/3 交界处确定正确按压点后，向下按压 5 ～ 6cm 时，绿灯亮，同步计数 1 次；按压超过 6cm 时，红灯亮；按压位置不正确时，红灯亮。

（2）A—开放气道　人体模型头部平躺时，人体模型气道呈闭塞状态，吹气时气体不能进入肺部。人体模型头后仰 90° 时，呼吸道畅通，吹气时气体才能进入肺部。

（3）B—人工呼吸　当人体模型头部后仰时，则可进行口对口（鼻）人工呼吸，当潮气量达到 400mL 时，绿灯亮，同步计数 1 次。

3. 单人心肺复苏操作

（1）首先判断昏倒的人有无意识。

（2）如无反应，立即呼救。

（3）评估周围环境安全后，迅速将患者放置于仰卧位，暴露胸廓。

（4）立即胸外按压 30 次（剑突上两指、锁肩、直肘、翘掌，放松时掌根不脱离胸壁）。

（5）观察口腔内有无异物，如有则侧头清理。

（6）气道处于开放位后，判断患者有无呼吸（听、看、感觉），同时触摸有无颈动脉搏动。

（7）如无呼吸、无颈动脉搏动，立即口对口吹气 2 次（手捏鼻、口包口、气道保持开放位，通气以见到胸廓抬起为度）。

（8）每 5 个循环后评估患者，CPR 操作在患者自主循环恢复或医务人员赶到前不应中断。

4. 双人心肺复苏操作

双人心肺复苏指两人同时进行徒手心肺复苏，即一人进行胸外按压，另一人进行人工呼吸，其要点为：

（1）按压与呼吸比例为 30 ∶ 2，即 30 次胸外按压后进行 2 次人工呼吸。按压频率为 100 ～ 120 次 / 分钟。人工通气实施的时机在高级气道（气管内插管、喉罩置入等）建立前后有所不同。高级气道建立前，通气时应暂停胸外按压，以避免吹气入胃；高级气道建立后，人工通气不应占用额外时间，以保证按压不中断，通气可在按压时插入实施。

（2）两人必须配合协调。为了达到默契配合，可由按压者计数，以便助手在合适的时机通气。计数可采用顺序计数法：第一个循环 1、2、3、4、5……29、31，第二个循环 1、2、3、4、5……29、32，以此类推，第五个循环的第 30 次计作 35。

也可采用双位计数法前一位为所做循环数，后一位为按压次数：第一个循环 11、12、13、14、15、16、17、18、19、10、11、12、13、14、15、16、17、18、19、20、11、12、13、14、15、16、17、18、19、30，第二个循环 21、22、23、24、25、26、27、28、29、10、21、22、23、24、25、26、27、28、29、20、21、22、23、24、25、26、27、28、29、30……此法略繁琐，非专业人员不易普及。

5. 使用注意事项

（1）做口对口人工呼吸时，须垫上消毒纱布（一人一片）或用酒精棉球消毒口唇部，以防交叉感染。

（2）操作者双手应清洁，女性应擦除口红及唇膏。

（3）用直流电源时，用后应将电池取出，防止腐蚀器件。

（4）确保呼吸道通畅是人工呼吸的先决条件，在模型操作中如不先处理，则人工呼吸无法有效实施。

（5）口对口呼吸可致胃膨胀，应注意预防。

第六节 简易呼吸器的使用

在心肺复苏的抢救过程中，保证患者的有效通气是成功复苏的基础，也是心脏复跳后脑功能恢复的关键。在院外心肺复苏时，由于缺少医疗设备的支持，为最大可能地救治患者，行口对口人工通气是最便捷有效的方法，但这可能带来施救者肺部暴露和感染的风险。在院内患者的急救中，医务人员应普及简易呼吸器的使用，从而减少交叉感染的风险。

一、简易呼吸器

简易呼吸器又称人工呼吸器或加压给氧气囊，是进行人工通气的简易工具，也是临床常用的人工通气用具。与口对口呼吸相比，简易呼吸器供氧浓度高，且操作简便。熟练正确地使用简易呼吸器，不但可以给危重病人提供有效的通气，也可以避免口对口人工呼吸可能带来的交叉感染风险。尤其是病情危急，来不及气管插管时，可利用加压面罩直接给氧，使病人得到充分的氧气供应，改善组织缺氧状态。

二、使用简易呼吸器的目的

1. 增加或辅助病人的自主通气。

2. 改善病人的气体交换功能。

3. 纠正病人的低氧血症，缓解组织缺氧状态，为临床抢救争取时间。

三、简易呼吸器的组成

简易呼吸器的组成包括面罩、单向阀（患者接头组、鸭嘴阀、单向阀盖）、压力安全阀、球体、进气阀（进气阀垫片、进气阀座、进气阀接头）、储氧阀、氧气储气袋（储氧袋）、氧气连接管、呼气阀等（图 6-37）。

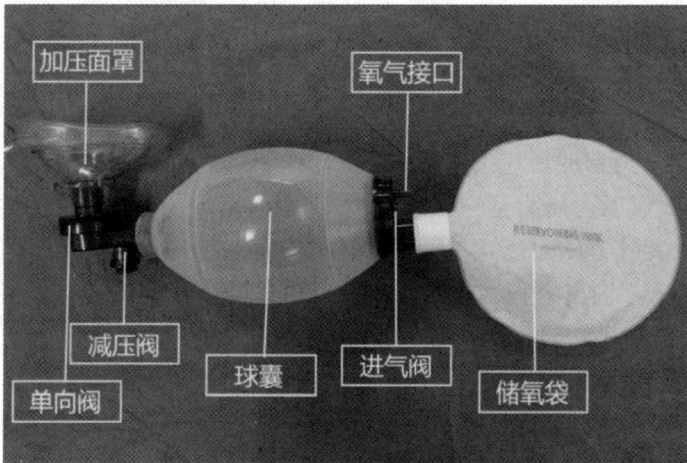

图 6-37 简易呼吸器的组成

四、适应证及禁忌证

（一）适应证

1. **人工呼吸** 各种原因所致的呼吸停止或呼吸衰竭的抢救及麻醉期间的呼吸管理。
2. **运送病员** 适用于机械通气患者做特殊检查、进出手术室等情况。
3. **临时替代** 遇到呼吸机故障、停电等特殊情况时，可临时应用简易呼吸器替代。

（二）禁忌证

1. 中等以上活动性咯血。
2. 急性心肌梗死。
3. 未经减压及引流的张力性气胸、纵隔气肿。
4. 大量胸腔积液。
5. 严重误吸引起的窒息性呼吸衰竭。
6. 重度肺囊肿、肺大疱等。

五、操作步骤

1. 通知医生。
2. 连接氧气，调节氧气流量，使储气袋充盈。
3. 患者仰卧（床头摇平），去枕，头后仰，松解衣领，掀开被子，暴露胸廓，松开裤腰带。清除口腔与咽喉中的异物（吸痰）及假牙，必要时置入口咽通气道。

4. 抢救者应位于患者头部的后方，将患者的头部向后仰，使其下颌向上抬起，保持患者气道通畅（开放气道时应使患者下颌角和耳垂连线与身体的长轴垂直）。

5. 面罩扣住口鼻（加压面罩应窄头扣于鼻上，宽头包住下唇），左手拇指和示指紧紧按住，其他手指则紧按住下颌骨性部分（即"E-C"手法：拇指、示指呈 C 形，中指、环指、小指呈 E 形）。

6. 右手挤压球体，将气体送入肺中，规律地挤压球体，保持足够的吸气、呼气时间（成人 10～15 次 / 分钟，儿童 14～20 次 / 分钟）。

7. 患者有自主呼吸时，应按患者的呼吸动作加以辅助，与患者同步。

8. 挤压呼吸囊时，压力适中，通气时匀速持续 1～2 秒，不可时快时慢，压力不可过大。若患者气道压力过高，可下旋压力阀，以增加送气压力。常用的成人简易呼吸器呼吸囊容积 / 输出容积一般为 1500/1350mL，可根据患者具体情况而定，潮气量选择 8～12mL/kg，吸呼时间比为 1：1.5～1：2。

9. 抢救者应注意确认患者是否正常换气：胸部上升与下降，生命体征、SPO_2 是否改善，嘴唇与面部颜色的变化，单向阀是否适当运用，呼气时面罩内是否有雾气现象。

10. 操作结束后安置患者，整理用物，洗手，记录，终末处理。

六、注意事项

1. 根据患者情况选择合适的面罩，面罩固定时不可漏气，同时避免损伤患者皮肤黏膜。

2. 通过挤压和释放呼吸囊中的气体来维持患者的呼吸，要确认患者胸部是否因此而起伏。

3. 如果在呼吸过程中阻力太大，应当清除口腔和咽喉部的分泌物或异物，并确认气道是否充分开放。密切注意患者自主呼吸情况及生命体征变化，使用时注意潮气量、呼吸频率、吸呼时间比等。

4. 在挤压气囊通气时应注意：①一般潮气量为 8～12mL/kg（通常成人 400～600mL 的潮气量就足以使胸壁抬起），以通气适中为好，有条件时测定 $PaCO_2$ 以调节通气量，避免通气过度。②快速挤压气囊时，应注意频率和患者呼吸的协调性。在患者呼气与气囊膨胀复位之间应有足够的时间，以防在患者呼气时挤压气囊。③成人呼吸时间比一般为 1：1.5～1：22，慢性阻塞性肺疾病、呼吸窘迫综合征患者吸呼时间比为 1：2～1：3。

5. 为保证呼吸过程中患者呼吸的氧浓度相对恒定，应先连接氧气并使储氧袋充分充盈，再连接患者。

6. 每次使用前要检查压力安全阀，根据患者情况合理选择输送气体压力。

7. 简易呼吸器使用后应严格消毒，消毒后的部件应完全干燥，检查无损坏后，将部件按顺序组装好备用。

8. 清醒患者挤压气囊时的注意事项：对清醒患者做好心理护理，解释应用呼吸器的目的和意义，缓解紧张情绪，使其主动配合，并边挤压呼吸囊边指导患者"吸……呼……"。

9. 如果操作中单向阀受到呕吐物、血液等污染，应先用力挤压球体数次，将污染物清除干净，再将单向阀卸下，用水清洗干净。心肺复苏时，在使用简易呼吸器操作的流程中应先做好准备工作（即在摇肩、呼救、"听看感觉"、摆放体位、畅通呼吸道后使用），简易呼吸器通气频率为 8 ～ 10 次 / 分钟或与胸外心脏按压比率为 2 ：30，每 5 个循环重新评估 1 次，尽快建立人工气道。

10. 在使用简易呼吸器时应注意，设备中氧气储气阀及氧气储气袋必须与外接氧气组合，未接氧气时应将两组组件取下。如果抢救现场没有毒性气体，可以只接储气袋、氧导管。如现场有多人进行抢救，接氧管及接储气袋动作由助手进行。开口器适用于口腔紧闭、口咽通气道不能进入口腔内时使用。

维持患者足够的通气和氧合是气道管理的根本目的。人工气道用具可以帮助医师管理气道，维持气道通畅，保证患者氧供。口咽通气管可以改善口咽部通气空间，用于保持气道的通畅，防止舌后坠，便于吸痰，也可当作牙垫来使用。口咽通气管由塑料、金属或橡胶等材质制成，可供选择的尺寸范围覆盖新生儿到成人。与牙齿接触的咬合部位宽度应足够与两到三颗牙齿接触，这样咬合压力才能够均匀分配到所接触的牙齿上。口外端有一圈凸出的外缘可防止吞咽和插入过深,口内端的曲度适应口、舌、咽后部的解剖。

口咽通气道置入方法：可用压舌板压迫舌体后，在通气管外口指向足的方向下置入口咽部。也可不用压舌板下置入，先将通气管外口指向头的方向（即弯面向上）插入口腔，然后一边旋转通气管 180°，一边推进通气管直至咽腔。此时，舌背恰好躺卧于通气管的弯度之中。

操作要点：①口咽通气管的插入操作较容易，但清醒或浅麻醉患者可能出现恶心、呕吐、呛咳、喉痉挛和支气管痉挛等反射，因此只适用于非清醒患者、麻醉深度恰当患者或昏迷患者。②不恰当地安置通气管，反而会将舌根推至咽腔而加重阻塞，引起喉痉挛，或导致牙、舌体和咽腔损伤，特别是对于长时间安置通气管患者，需定时检查通气管位置是否正确。③如果患者不能开口，又不宜插用鼻咽通气管时，可先将两个压舌板置入后臼齿之间，利用杠杆作用撬开口腔，然后再置入口咽通气管。

头后仰、抬颏和托下颌技术是解除舌根后坠、维持上呼吸道通畅的基本方法，其中托下颌的技术尤为重要。对于无面罩通气困难的患者，单手扣面罩，即单手将面罩紧贴在患者面部，使下颌上抬，头后仰，同时另一手挤压呼吸囊，即可获得良好通气。在单人行球囊通气时可用此法。

与单手抬颏相比，双手托下颌开放上呼吸道更为有效,此时患者仰卧位，头后仰伸展，操作者在患者头部，双手中指、环指、小指呈"E"形托在下颌的上升支与下颌角处（着力点应在下颌骨骨性组织上，切勿用指尖向内挤压软组织），用力向上向前推起，下门齿移至上门齿的前方，同时双手拇指与示指呈"C"形将面罩与面部紧密贴合后，由助手挤压呼吸囊，完成通气。通气不良的患者推荐采用双手托下颌扣面罩，或者采用置入口咽通气管或鼻咽通气管，并用单手抬颏扣面罩或双手托下颌扣面罩的通气方法。如果上述方法仍不能维持良好通气，就需要寻求助手帮助，一人继续双手托下颌扣面罩，另一人手控呼吸囊加压通气，双人做最大努力的通气支持。

气道管理是临床医师在实施麻醉和急救过程中的首要任务，如果没有充分保证呼吸道的通畅，任何抢救都是不充分的。在气道管理过程中，面罩通气是最基本、最重要的技术。

第七章　外科换药 ▷▷▷▷

一、概述

换药（change dressing）又名更换敷料，是对经过初期治疗的伤口（包括手术切口）所做进一步处理的总称。换药步骤包括检查伤口、去除脓液和分泌物及坏死组织、清洁伤口及覆盖敷料等。换药是预防和控制创面感染、消除妨碍伤口愈合的因素、促进伤口愈合的一项重要外科操作。

（一）换药的目的

1. 观察伤口

了解和观察伤口，及时给予必要和适当的处理。

2. 改善伤口环境

控制局部感染，清除创口异物、坏死组织、脓液和分泌物，保持伤口引流通畅。减少细菌的繁殖、毒性分泌产物的吸收和分泌物对伤口的刺激。

3. 缩短疗程

直接外敷有效的药物，使炎症局限，促进新生上皮和肉芽组织的生长及伤口愈合，减少瘢痕形成。

4. 保护伤口

（1）包扎固定，保护伤口，防止附加损伤及污染。
（2）伤口放置引流，需要松动或拔除者。
（3）伤口有渗出、出血征象者；引流液、渗出液、血液湿透敷料者。
（4）原有敷料移动或脱落，或消化液、便液等污染伤口敷料者。
（5）术前需要清洁创面和消毒皮肤者。
（6）需要观察和检查局部情况者。

（二）换药原则

1. 严格执行无菌操作规程

（1）换药者要戴帽子、口罩，应用七步洗手法洗手后才能开始换药。
（2）设专一的换药室进行一般伤口换药，所用器械物品均应无菌。

（3）污染的或用过的敷料不得乱扔，特殊感染的敷料要烧毁。

（4）先换清洁伤口，其次换污染伤口，最后换感染伤口。

（5）对于高度传染性的伤口，如破伤风、炭疽、气性坏疽、铜绿假单胞菌（绿脓杆菌）等感染的伤口，应严格执行隔离制度，伤口换药由专人负责处理。用过的器械要单独灭菌，换下的敷料应随即焚毁。

（6）换药后再次应用七步洗手法洗手。

2．选择最佳换药环境

（1）凡能离床的患者一律在换药室换药，不能离床者需在床边换药。换药应避开打扫病室卫生、晨间和晚间护理、治疗、休息和开饭时间。

（2）换药时要求室内空气清洁，光线充足，温度适宜。

3．换药基本要求

态度要和蔼，关心、体贴患者，注意保护患者隐私。操作要轻巧，避免增加患者疼痛，加重伤口损伤，动作要熟练迅速，避免创面暴露过久，防止创面感染。

4．换药基本准则

按不同情况选择局部用药，要求所用的药物应对组织无刺激性，且具有强抗菌杀菌作用，并可促进伤口愈合。一般清洁、健康的创面，则需酌情用药。若有条件，应用抗菌药物前先做创面分泌物培养和药敏试验，便于有针对性地选用抗生素。

5．换药间隔时间

（1）要依伤口的具体情况而定，过于频繁的换药会损伤新生上皮和肉芽组织。

（2）清洁的创面换药次数可少些。

（3）无菌手术切口、一期缝合的伤口一般在术后2～3天更换敷料一次，无感染征象时可直至预定拆线日期。

（4）分泌物多、感染较重的伤口，应增加换药次数，每日1～2次，必要时可随时更换。

二、伤口的分类与评估

（一）伤口分类

通常将伤口分为清洁伤口、污染伤口、感染伤口。

1．清洁伤口

指未受细菌沾染的伤口，此伤口经过正确处理，一般都能达到一期愈合。

2．污染伤口

指沾有细菌，但尚未发展成为感染的伤口，一般认为伤后8小时之内处理者属于此类伤口，但要看伤口污染程度，不能单纯强调处理时间。如切割伤、头面部伤，即使伤后达 12 小时，仍可按污染伤口处理。如伤口污染重或细菌毒力强，4～6 小时也可变为感染伤口，则不宜按污染伤口处理。污染伤口的处理原则是进行清创，使其转变成或接近于清洁伤口，争取一期愈合。

3．感染伤口

指被细菌严重污染，已发生细菌感染，有较多分泌物、脓液或坏死组织的伤口。感染伤口只能通过换药，达到二期愈合。

（二）伤口的愈合

伤口的愈合可分为三类：

1．一期愈合

伤口经过缝合，边缘对合良好，上皮迅速再生连接。局部只有很少的瘢痕呈线状，功能良好，一般是 1 周左右。

2．二期愈合

伤口较大或并发感染，主要通过肉芽组织增生和伤口收缩愈合，即瘢痕愈合，愈合时间长，外观、功能差。

3．三期愈合或延期愈合

某些伤口保持开放 24～72 小时，引流其分泌物，无明显感染后予以缝合，以达到近似一期愈合，但瘢痕稍多，比二期愈合时间短，功能较好。

（三）伤口的评估

医护人员及时对患者的伤口进行检查，对伤口情况和治疗效果进行评估，这对指导临床治疗是很有必要的。对伤口进行评估主要从下列方面进行检查、观察和测量。

1．了解致伤原因

只有首先了解导致伤口的原因，才能做进一步处理。致伤原因一般有机械性因素（如刀伤、枪伤、车祸伤等），物理性因素（如电击伤、烧伤或冻疮等），化学性因素（如酸碱烧伤、化学治癌药物等），血管病变（如动静脉病变下肢溃疡）。

2．伤口的肉眼观察

肉眼观察伤口的形状、大小、深度及伤口周围情况，伤口内有无出血、血凝块、异物、坏死组织、脓液，以及伤口结痂、肉芽生长情况等。

3．伤口的面积估计

可测量伤口的表面，用厘米制的米尺、纸尺或同心圆测量塑胶尺测量伤口表面的最宽及最长处。

4．伤口的深度估计

用一根无菌棉签垂直插至伤口深处，在与伤口表面平齐处的棉签上做一记号，再用厘米尺测量该段棉签的长度即为伤口的深度。

5．伤口的潜行深度估计

潜行深度估计适用于无法用肉眼看到的深部组织破坏所造成的潜在腔隙，通常伤口边缘有内卷，周围组织有局部炎症的表现。测量方法是用一消毒棉签沿伤口边缘直插到最深处，即可测得潜行深度，再沿伤口四周逐一探测，记录被测潜行伤口的方向及位置。记录方法用方向及时钟表示，例如伤口向左下方 3cm 深或 6～7 点间 3cm 深处潜行等。

6．伤口的渗出液

渗出液是指由血管渗透出来的液体和细胞，要观察渗出液的颜色、性状（清水样、脓性、脓血性、血水性、血液性）、气味以及渗出量。

7．伤口的容量

测量方法是先用消毒透明纸把伤口粘紧，用注射筒及针头将生理盐水经透明纸注入伤口，记下生理盐水的用量，即伤口的容量。

8．伤口周围的水肿程度

用手指压伤口周围 5 秒，若按压组织的手指移开后，按压处仍呈凹陷状，表示局部水肿，可能是积水或积气。

9．伤口的肉芽组织

肉芽组织是指小血管及结缔组织增生逐渐填满伤口。健康的肉芽组织色泽鲜红、致密、洁净，表面呈细小颗粒状，易出血，周围有上皮组织向内生长。不健康的肉芽组织呈淡红、淡白或灰白、紫黑色，肉芽水肿，创面分泌物多，不易出血。

10．伤口表皮增生情况

红色或粉红色的表皮一般在伤口内自伤口边缘开始增生。在部分皮层损失的伤口，表皮细胞在伤口任何有少数剩余表皮细胞的部分（如毛囊附近）开始增生。在全皮层损失的深广伤口，表皮增生自伤口边缘开始，逐渐向中间增生以填满伤口。

11．伤口周围组织的硬度

用手指压迫伤口周围的组织，如果组织没有弹性、质地硬，表示组织硬化或纤维化。

12．观察测量伤口的注意事项

（1）每次观察测量均要用相同的方法及工具。
（2）每次用相同的记录方法。

（3）每次观察测量时，患者需保持同一姿势。

（4）每周进行 1 ～ 2 次观察测量，并做好记录。

三、换药用品

换药用品包括金属器械、各种敷料、常用药品及引流物。

（一）常用的换药器械及其使用

1. 持物钳

包括三齿持物钳、卵圆钳等，用于钳取无菌物品。使用时其下端保持向下，不可倒转向上。持物钳上的消毒液未滴尽时，不可急于钳夹物品（图 7-1）。

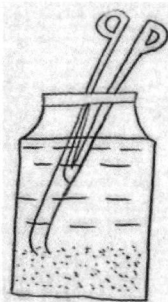

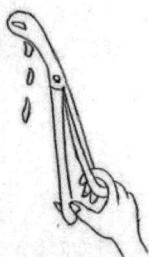

A. 消毒液中放置　　　　　B. 错误使用方法　　　　　C. 正确使用方法

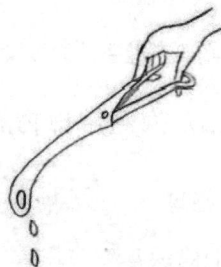

图 7-1　无菌持物钳使用方法

2. 手术镊

用双镊代替手的工作。长镊用来夹持敷料。短镊分无齿和有齿两种，无齿镊（操作镊）用于接触伤口，换药时左手执有齿镊（传递镊），从换药碗中夹取无菌物品递至右手镊（注意，两镊不可互相接触）。右手执无齿镊，接触伤口及整理清洁伤口。

3. 换药碗或弯盘

换药碗用来盛放无菌敷料、冲洗液，弯盘一般用来装盛伤口脓血及污秽敷料等。持无菌换药碗时，手指勿伸入碗内（图 7-2）。

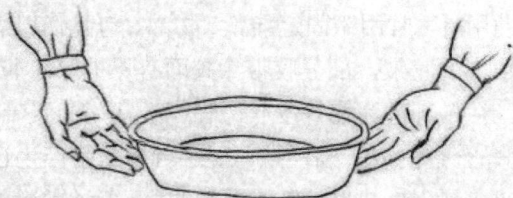

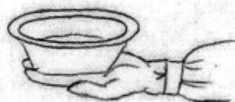

图 7-2　持无菌换药碗

4．血管钳

可代替镊子使用，在处理较大、较深创伤或有出血的伤口时，使用血管钳更为适宜。

5．手术剪

选用组织剪、线剪、拆线剪，用于剪除坏死组织、剪开无菌敷料、修剪引流物或拆除缝线。

6．探针

有金属球头状和有槽探针两种。前者可弯曲塑形，用来探查创道、瘘管或窦道，或充填脓腔引流物。后者用来引导切开瘘管。持探针时应避免用力过猛，以防探查过深造成损伤或形成假道。

7．其他物品

根据需要准备手术刀、持针钳、缝针、缝线、注射器等。

（二）换药常用物品

1．棉球

有干棉球及浸有药液（如碘酊、酒精、生理盐水）的棉球两种，用于消毒皮肤及清洁创面。

2．纱布

有干纱布及浸有药液的纱布两种，用于清洁创面，湿敷创面及保护创面。

3．纱布条

有干纱条、凡士林纱条和浸有药液的纱条等，纱布条一般作伤口引流用，制备时应注意去除纱布条周边松动的纱线，以免引流时留在创腔内。

4．棉垫

在两层纱布中间垫以棉花，四周折起，用于大面积创面的包扎固定。

5．医用胶带

医用胶带是一种很常见的医用辅助用具，常用于固定导管、物品、包扎伤口敷料等，通常为背材上涂有具有自粘特性的胶粘剂的胶带，部分胶带涂胶面有保护层。非无菌提供，一次性使用，不与创面直接接触。粘贴部位为完好皮肤。临床上常用的胶带有：

（1）压敏医用胶带　由纯棉布和黏合剂制成，黏性强，但接触皮肤易产生过敏。

（2）纸型胶带　由纸和黏合剂制成，透气佳，皮肤刺激性小，可用于各种敷料的固定，不易引起皮肤过敏。其缺点是遇湿易脱落。

（3）全透明透气型医用胶带　又称透明敷料或薄膜类敷料，它是在普通医用薄膜的一面涂覆上压敏胶后制成。此胶带优点是全透明、易于观察，有密集的细微出气孔，可较长时间、大面积地贴合皮肤，临床多见于留置针敷贴，动、静脉导管敷料。

（4）医用封包胶带 柔韧度良好、易解卷、易操作使用，常用于消毒灭菌物品无菌包的封包，如医院消毒供应室，门诊。

6. 绷带

绷带是固定和保护手术或受伤部位的材料。最简单的是单绷带，由纱布或棉布制成，适用于四肢、臀部、头部以及胸腹部。复绷带是按部位和形状制成的各种形状的绷带，材料为双层棉布，其间可夹不同厚度的棉花，周边有布条，以便打结固定，如眼绷带、背腰绷带、前胸绷带、腹绷带等。特殊绷带多在四肢和关节部位作固定用。

7. 其他

还应备有棉签、治疗单、松节油、普通剪刀、污物桶等。

（三）换药敷料

1. 传统敷料

棉花、纱布、棉垫，覆盖于伤口上，有吸收渗液、保温、保湿和保护创面的作用。

2. 可吸收性敷料

可吸收性材料在体内被降解，可作为体内止血剂。常用的有海绵、明胶、可吸收再生氧化纤维素。

3. 含药敷料

敷料含有能促进上皮生长或消毒杀菌的药物，主要有油剂纱布（凡士林、鱼肝油纱布）、含抗生素水溶液纱布、粉剂或软膏类纱布、中药纱布。

4. 新型敷料

新型敷料也称活性敷料，一般是指那些在外形上有别于传统敷料（纱布），同时在功能上又能主动参与并影响创面愈合速度与质量的一类用于创面覆盖的物质。

（1）根据构成与作用原理，可分为双相作用敷料与生物活性敷料两种类型。

1）双相作用敷料 利用它所造成局部潮湿的微小环境来促进伤口愈合，代表产品有：①半通透膜，常用的有黏附聚氨酯膜性敷料。②多氨基甲酸乙酯泡沫。③水凝胶敷料，由明胶、多糖、电解质复合物和甲基丙烯酸树脂组成。

2）生物活性敷料 也称密闭敷料，能与创面周围紧密连接，防止干燥，为创面提供一个低氧、微酸的湿润环境。代表产品有：①水胶体敷料，由聚合水凝胶、合成橡胶、黏性物合成加工而成。吸收渗液后可膨胀 1～2 倍，故适用于溃疡等慢性创面。②甲壳胺人工皮，又称"海肤康"皮肤，是以从海洋生物的甲壳中提取的甲壳胺为主要原料制成的生物敷料。可用于烧伤创面、皮肤损伤创面。

（2）根据应用创面范围和类型，可分为急性创面敷料和慢性创面敷料。

1）急性创面敷料　主要用于手术切口、供皮区等创面。主要作用是隔绝创面、防止污染、止血、止痛、安抚等。这类敷料有：①妥护贴。②康惠尔水胶体透明贴。③安舒妥喷涂敷料。④ Opsite 透明术后敷料。

2）慢性创面敷料　主要用于各种慢性难愈合创面（溃疡），主要作用是隔绝创面，防止创面再污染，为创面修复提供一个湿润的环境。主要品种有：①水胶体敷料类，如多爱肤、藻酸盐伤口敷料及填充条、康惠尔、安普贴等。②水合纤维素敷料。

（四）换药常用药品

1．氯化钠溶液

0.9% 氯化钠溶液（生理盐水）有促进肉芽组织生长及吸附创面分泌物的作用，对肉芽组织无不良刺激。生理盐水棉球及纱布用于清洁创面，创面湿敷，充填脓腔；生理盐水溶液用于冲洗创腔；3% ～ 10% 氯化钠溶液具有较强的脱水作用，用于肉芽水肿明显的创面。

2．3% 过氧化氢溶液

与组织接触后分解释放出氧，具有杀菌作用。用于冲洗外伤、腐败或恶臭的伤口，尤其适用于厌氧菌感染的伤口。

3．0.02% 高锰酸钾溶液

高锰酸钾溶液分解释放氧缓慢，但作用持久，具有清洁、除臭、防腐和杀菌作用。用于洗涤腐烂恶臭、感染的伤口，尤其适用于疑有厌氧菌感染、肛门和会阴部伤口。临床上常采用 0.02% 高锰酸钾溶液进行湿敷。

4．聚乙烯吡酮碘（PVP-I）

为新型杀菌剂，对细菌、真菌、芽孢均有效。0.05% ～ 0.15% 溶液用于黏膜、创面、脓腔冲洗；1% 溶液用于敷盖无菌切口；1% ～ 2% 溶液用于湿敷感染创面，最适用于慢性下肢溃疡和癌性溃疡。

5．抗生素溶液

常用的有 0.5% 新霉素溶液、0.16% 庆大霉素、2% 杆菌肽等溶液，用于等待二期缝合的污染伤口、较大创面（如烧伤）植皮前的创面湿敷，敷料应每日更换 1 次。

6．1% ～ 2% 苯氧乙醇溶液

对绿脓杆菌具有杀菌作用，效果最好，采用创面连续湿敷。

7．0.1% ～ 0.2% 新洁尔灭和 0.05% 洗必泰溶液

用于伤口清洁，后者灌洗切口优于前者。

8．10% 大蒜溶液

具有杀菌和增强组织细胞吞噬的作用，对金黄色葡萄球菌感染效果较好。

9．纯石炭酸溶液

具有腐蚀、杀菌作用。用纯石炭酸溶液棉签烧灼肛裂和慢性窦道，使不健康的肉芽组织坏死脱落，以促进愈合。用后需用酒精棉签擦拭，再用等渗盐水棉签擦拭。

10．10% ～ 20% 硝酸银溶液

用于烧灼肛裂、慢性窦道和腐蚀过度生长的肉芽组织，用后需用等渗盐水棉签擦拭。

11．油剂纱布

具有引流、保护创面、使敷料不易干燥以及延长换药时间等作用。创面分泌物少者，可 2 ～ 3 天更换 1 次。常用的有：①凡士林纱布。②鱼肝油纱布，具有营养组织和促进肉芽、上皮组织生长等作用，用于愈合缓慢的伤口。

12．粉剂、软膏类

（1）碘仿纱条 具有抗菌、防腐、收敛、去臭和促进肉芽组织生长的作用。用于有腺体分泌的慢性窦道，如肛瘘、结核病灶清除后的伤口。碘仿有腐蚀性，可引起碘中毒或过敏反应，不宜长期使用。

（2）10% ～ 20% 鱼石脂软膏 有消炎消肿作用，用于早期脓肿。

（3）10% 氧化锌软膏 涂于皮肤表面，有保护皮肤免受分泌物侵蚀的作用，常用于肠瘘、胆瘘等瘘口周围的皮肤保护。

（4）链霉素软膏 涂于纱布上外敷，用于结核性伤口。

（5）2% 聚乙烯吡酮碘软膏 用于治疗烧伤、慢性溃疡，疗效满意。

（6）莫匹罗星软膏（百多邦） 用于感染性创面。

13．中药类

如红油膏、生肌散、生肌玉红膏、紫花烧伤膏、湿润烧伤膏、大青膏等，具有止痛、拔毒生肌、排脓去腐等作用。

四、换药前的准备

（一）换药室的准备和管理

1．换药室的设备

换药室要求室内光线充足，地面易于清洗，装有纱窗、风扇及冬天取暖设备，室内陈设要求简单适用，便于清洁。换药室应设有诊查床、换药车、器械台、敷料柜、外用药柜、换药用具、污物桶、锐器盒等，并有器械消毒和空气消毒设备、洗手池等。

2．换药室的管理

（1）制度严格　换药室由专人管理，严格执行无菌操作规程和管理制度。

（2）保持清洁　室内外环境要清洁，每日通风换气。台面、地面湿布揩抹后紫外线消毒，再定期用药物熏蒸消毒，并抽样作细菌培养。

（3）物品齐全　保证物品齐全，分类定点放置，以便取用。药品应定期检查是否过期、变质，保持数量充足、瓶签清晰。器械、器皿每周定期灭菌。污染敷料按时移出室外，传染性较强的污敷料应立即烧毁。

（二）患者准备

第一次换药时，必须做好解释工作，以消除患者顾虑，取得合作。严重损伤或大面积烧伤患者，换药时可能引起剧痛，须先应用镇静剂。换药时注意保护患者隐私，患者体位应以使患者舒适、伤口能充分暴露并便于操作为宜。

（三）换药者准备

换药者应事先了解患者伤口情况，对需用敷料的种类和数量做出准确的估计，并合理放置，最先使用的后取，最后使用的先取，以便换药时按顺序使用，防止污染。换药次序是先换无菌伤口，后换污染或感染伤口。传染性伤口由专人负责换药。换药前必须戴好口罩、帽子，穿工作服，每次换药前后都必须应用七步洗手法洗手。

（四）换药用品准备

视伤口大小深浅和感染情况而定。一般伤口准备无菌治疗碗2只、无齿镊2把、75%酒精棉球和生理盐水棉球各数个，分置于治疗碗的两侧，不要混在一起。另准备干纱块若干（或新型敷料），有的伤口还应准备引流物、血管钳、探针等。然后将另一空的治疗碗覆盖在盛有物品的治疗碗上。有时再准备一只弯盘，作置放污敷料之用。准备胶带、绷带、普通剪刀、棉签等，必要时备松节油。

换药室还应准备一些常用的外用药品。

五、换药操作

（一）一般换药法

包括以下三个步骤：一是揭除伤口沾污敷料；二是清理伤口，更换引流物；三是覆盖无菌敷料，包扎固定。

1．去除敷料

（1）先用手取下伤口外层的胶带或绷带及敷料。揭去胶带的方法如下：

1）用手固定胶带的一端，慢慢地用手轻轻拉起胶带的另一端。

2）轻柔地、慢慢地揭开敷料两侧的各条胶带（先揭开一侧，再揭开另一侧）。之后再连同外层敷料一起移除胶带，避免一侧用力移走胶带而造成皮肤损伤。

3）如果胶带粘着毛发或与皮肤粘着过紧时，可剪去毛发或用水、汽油、乙醚、松节油等浸润后揭去。

（2）伤口内层敷料及引流物用无菌镊取下，揭起时应沿伤口长轴方向进行。若内层敷料已与创面干结成痂，则可将未结成痂的敷料剪去，留下已经结成痂的敷料，使其愈合。若创面内层敷料被脓液浸透粘紧，可用无菌生理盐水浸湿，待敷料与创面分离后，再轻轻地沿创口长轴揭去。如果还有少许与伤口黏着，则可用一把镊子夹一生理盐水棉球按压在粘着处的伤口创面，另一把镊子再轻轻揭去敷料（图7-3）。

（3）取下的污敷料均应放在弯盘内，不得随意丢弃，以防污染环境和交叉感染。

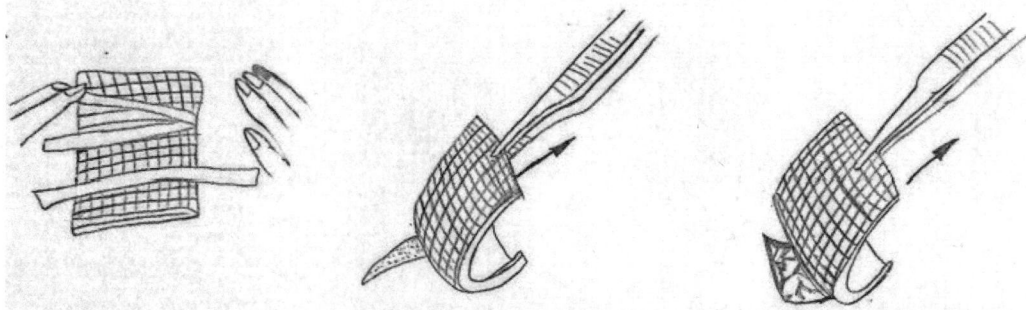

A.正确去除胶带　　　　B.正确揭内敷料法　　　　C.错误揭内敷料法（方向）

图7-3　去除胶带及敷料

2. 创周皮肤处理

去除敷料后，用75%酒精棉球在创口周围由内向外消毒两次，注意勿使酒精流入伤口内。若创周皮肤脓液较多，可先用干棉球由内向外拭净，然后再用酒精消毒。若创周皮肤有较多胶带痕迹及污垢，则用松节油或汽油棉签擦去，以减少对皮肤的刺激（图7-4A）。

3. 创面处理

清理伤口是换药的主要步骤，用双手执镊操作法。右手镊子可直接接触伤口，左手镊子专门从换药碗中夹取无菌物品，递给右手（两镊不可相碰）。

（1）创周皮肤处理完毕后，可用生理盐水棉球自内向外轻柔地拭去创面分泌物，擦洗创面周围皮肤的棉球不得再擦洗创口内面。

（2）脓腔深大者，用棉球擦洗时应防止棉球脱落在创口内。

（3）创面拭净后，应彻底清除伤口内的线头、死骨、坏死组织等。

（4）最后用酒精棉球消毒创周皮肤。根据伤口情况选择凡士林纱布、药物或盐水纱布覆盖，或放入引流管、纱布引流条等（图7-4B、图7-4C）。

在拭去分泌物时切忌反复用力擦拭，以免损伤创面肉芽或上皮组织。拭擦创面的棉球不应太湿，否则不易清除分泌物，而且易使脓液外流，污染皮肤和被褥。

4. 包扎固定

创面处理完毕后，覆盖无菌干纱布，用胶带粘贴固定（图 7-4D）。创面大、渗液多的创口，可加用棉垫。胶带不易固定时须用绷带包扎，也可根据伤口情况选用适合的新型敷料覆盖于创面。

粘贴胶带方法：胶带粘贴方向应与肢体或躯体长轴垂直，不要贴成放射状，以不产生皮肤张力或牵拉力的方式把胶带粘在敷料及皮肤上，以免引起皮肤损伤或起水疱。一般用三条胶带粘贴，胶带不宜过长，也不宜过短，胶带长度一般为敷料宽度的 2 ～ 2.5 倍（图 7-5）。

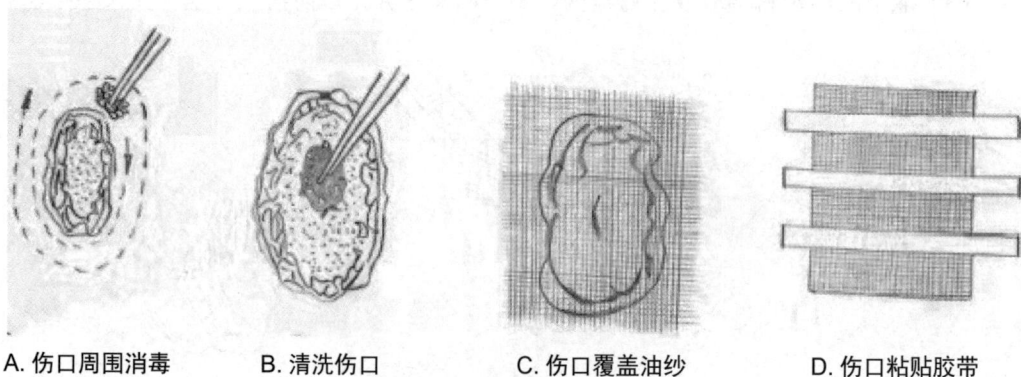

A. 伤口周围消毒　　　B. 清洗伤口　　　C. 伤口覆盖油纱　　　D. 伤口粘贴胶带

图 7-4　换药步骤

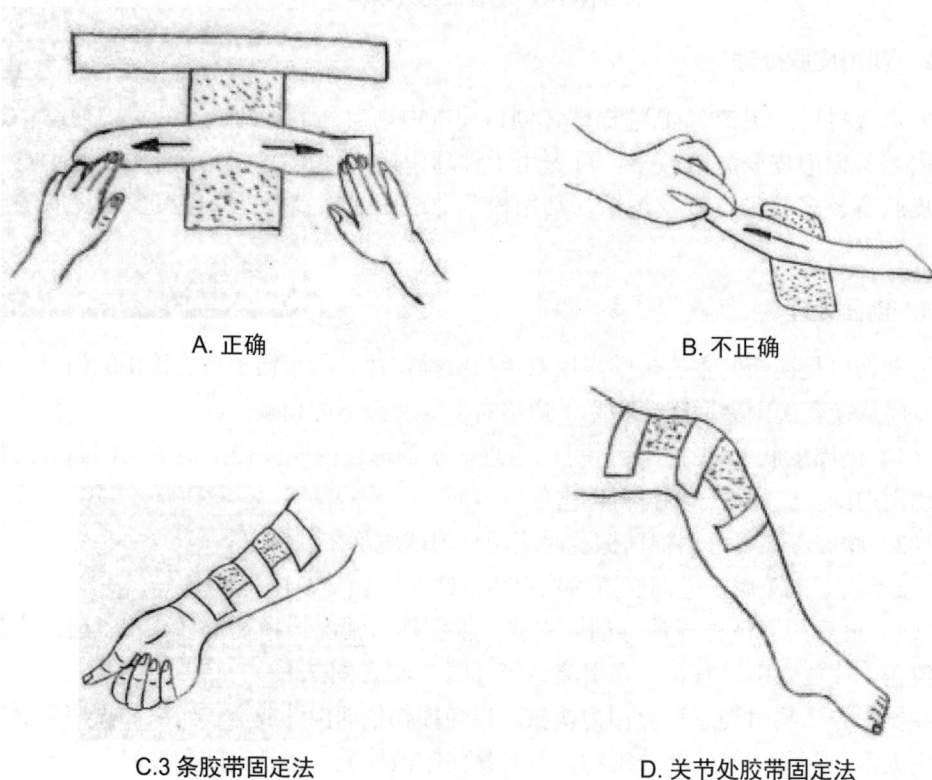

A. 正确　　　　　　　　　　　　　B. 不正确

C. 3 条胶带固定法　　　　　　　　　D. 关节处胶带固定法

图 7-5　胶带粘贴法

（二）缝合伤口的换药

1．无引流的缝合伤口

多为无菌伤口，常于术后 3 ～ 4 天观察并检查伤口，注意观察：①有无缝线反应、针眼脓肿、皮下或深部化脓。②有无积液积血，必要时试行穿刺抽液。③伤口血供情况。

（1）无菌缝合伤口　用 75% 酒精棉球消毒缝合之切口及周围皮肤，然后覆盖无菌纱布。若患者无发热，伤口无红肿疼痛，敷料干净，则直至拆线不必换药。伤口拆线：

1）拆线时间及拆线方法（见第四章）。

2）注意事项　若伤口愈合不可靠，可先间断拆线，拆线后 1 ～ 2 天注意观察伤口是否有裂开征象。拆线后伤口表层裂开或愈合不良，可用蝶形胶带在酒精灯火焰上消毒，将伤口两侧拉拢固定包扎，腹部切口宜加腹带包扎。

（2）切口缝线反应　术后 2 ～ 3 天内，创口一般均有轻度水肿，针眼周围及线下稍有红肿，但范围不大，这是一种生理反应。其处理为伤口常规消毒后用 75% 酒精纱布湿敷即可。

（3）针眼脓肿　为缝线反应的进一步发展，针眼处有脓液，针眼周围暗红肿胀。对较小的脓肿，可先用无菌镊子弄破并用无菌棉球挤压出脓液，然后涂以碘酊和酒精即可。脓肿较大或感染较深者，应提前拆除此处缝线，注意缝线剪断后应从患侧拉出。

（4）伤口感染或化脓　局部肿胀、皮肤明显水肿并有压痛，伤口周围暗红，范围超过两侧针眼，甚至有波动感出现。可先用针头试穿抽脓，或用探针从缝合处插入检查。确诊为伤口化脓后，处理措施如下。

1）及早部分或全部拆除缝线。

2）有脓液时将伤口敞开，清除脓液和伤口内的异物（如线头等）。

3）清洗后放置合适的引流物，若伤口扩开后分泌物不多或仅有血性分泌物，清洗或清除异物后，可用蝶形胶带拉拢创口，以后酌情换药。

4）若伴有全身症状者，可适当使用抗生素，配合局部理疗或热敷。一旦有脓肿形成应切开引流。

（5）疑有创口积血、积液时，可用针头由周围正常皮肤处穿刺，针尖刺入积血或积液处抽吸；或用探针镊子由创口缝合处插入，稍加分离而引流，并置入引流条，换药至创口愈合。

2．放置引流的缝合伤口

多是污染伤口或易出血的伤口，放置引流的目的是防止缝合继发深部感染化脓。选用的引流物多为橡皮条和橡皮管。一般在术后 24 ～ 48 小时取出，在此之前若渗出液过多，应随时更换湿透的外层敷料。

换药时伤口常规消毒，拔除橡皮片引流时，应缓缓地向外移去，谨防被拉断。如引流片不能拉动，要注意检查是否被缝线缝住，若被缝住则要拆除缝线。若取出后发现分泌物过多，可另换一条橡皮片，如果不用再放入引流条，则应将皮缘对位整齐。若为橡皮管引流物，拔除时先用注射器抽吸干净，然后在负压下拔出。如果取出时发现脓液流出，须将伤口敞开或部分敞开，另行放置引流物。若为引流堵塞，应及时更换引流条。再次换药时，应如数取出引流条，切忌遗留在创腔内，以免影响伤口愈合和形成慢性窦道。

（三）表浅开放性伤口换药

这类伤口也称浅平肉芽创面，多见于烧伤、皮肤溃疡或脓腔已被肉芽组织填平而形成，主要特点是伤口浅，有肉芽组织和新生上皮生长，换药时应每日观察肉芽生长情况和创缘新生上皮生长趋势，对肉芽组织和新生上皮应加以保护，根据创面变化采取不同措施。

1. 健康肉芽组织生长

健康肉芽组织鲜红、质韧、分泌物不多，表面有均匀细小颗粒，触之易出血，创缘有一圈新生上皮向内生长。用无菌生理盐水棉球沾吸创面渗液，周围皮肤消毒后，肉芽创面覆盖凡士林纱布或鱼肝油纱布，再加盖无菌敷料，直径 5cm 以下的肉芽创面多能愈合。创面过大时，应考虑植皮，或用外用重组牛碱性成纤维细胞生长因子（贝复济）喷湿创面后，盖以凡士林纱布包扎。这类创面应减少换药次数，使局部静止，否则可损伤创面肉芽组织，增加感染的机会。

2. 肉芽生长过度

肉芽高出创缘，上皮不易覆盖而延迟愈合。可用剪刀将其剪平或用硝酸银棒烧灼，以无菌生理盐水棉球拭净。出血时可用无菌干棉球压迫止血，因肉芽组织中神经组织未形成，肉芽中血管均为毛细血管，故剪除时并无疼痛。创面出血压迫片刻即可止血，止血后再用等渗盐水湿敷包扎。创面不宜敷用油类敷料（如凡士林、鱼肝油纱布）。

3. 肉芽水肿

肉芽组织表面光滑晶亮，呈淡红色或淡白色，分泌液较多，常高出创面，触之有浮动感，不痛且不易出血，这说明肉芽水肿，生长不健康。可用 3%～5% 氯化钠溶液湿敷，局部加压包扎，利用高渗液体将肉芽组织中的水分吸出，减轻水肿。较小面积的肉芽水肿创面可用剪刀剪除，外敷盐水纱布。

4. 生长缓慢或生长不良的肉芽创面

敷盖鱼肝油纱布、生肌玉红膏或外用重组牛碱性成纤维细胞生长因子（贝复济）纱布。若肉芽创面苍白，可能是贫血或营养不良，应积极予以支持疗法。

5. 陈旧性肉芽创面

颜色暗红，不新鲜，高低不平，有时呈陈旧性出血表现。此种肉芽组织再生能力差，周围组织不易愈合。以刮匙将表面肉芽组织刮除或剪除，使之出血，露出新鲜肉芽，外敷去腐生肌药物。

6. 坏死肉芽创面

肉芽呈灰白色或紫黑色，有片状出血坏死或有脓液混杂其中。此种肉芽多有血液循环障碍，以致坏死。坏死肉芽应予剪除或用去腐生肌药物外敷。

7. 伤口分泌物呈脓性的创面

脓液不多、感染较轻者，一般选用无刺激的药物进行换药。脓液较多、感染较重者，选用 0.02% 呋喃西林、1% ～ 2%PVP-I 等溶液进行湿敷。面积较大的脓性坏死创面可采用浴疗。

（四）深部开放性伤口换药

这类伤口的特点是伤口较深，不断有脓液流出。处理时应先检查伤口，了解创道的去向、深浅，有无异物存留，引流是否通畅等情况。对深而外口小的脓腔，应用探针轻轻试探。换药时必须注意保持引流通畅，揭除敷料后，如敷料干燥，而将脓腔内引流物松动或拔出时却有大量脓液流出，说明引流不通畅。若外层敷料有多量脓液而脓腔内积液甚少，且脓腔日益变浅变小，肉芽生长较快，说明引流通畅。几种具体情况处理方法如下：

1. 中等量渗液的脓腔

选用烟卷引流。术后48小时开始，每日要旋转引流物，并向外拔出1～2cm予以剪除，术后 5 ～ 7 天可安全拔出。放置引流时间不宜太久。

2. 大量渗液的脓腔

选用乳胶管作持续引流，尤其对漏出消化液的伤口，应采用乳胶管负压引流。放置时间要适当，拔除过早可致引流不通畅而形成残余脓腔，拔除过晚可形成窦道。

3. 用油纱条引流的大而深的伤口

填塞纱条时，须从伤口底部开始，创底要填平，伤口须保持开放，使成漏斗状，并在伤口外面留一小段做标志。堵塞的纱条不要过多、过紧或过松，以免妨碍引流或造成肉芽组织水肿，影响肉芽组织生长。若创口小而脓腔较大，应及时扩大伤口，以利于引流。如手术切口感染，切口内线结必须去除，腹膜连续缝合线常是造成腹壁切口经久不愈的因素，也应去除。每次换药时应将所有纱布条取出，以免遗留在伤口深部而影响愈合。

4. 深部开放伤口

伤口内有较多渗液，脓液黏稠、坏死组织较多时，可采用伤口冲洗。一般伤口选用等渗盐水冲洗，或用 3% 过氧化氢溶液后再用等渗盐水冲洗，先将创腔内分泌物吸净，然后进行冲洗。可直接通过引流胶管冲洗抽吸，或插入细导尿管至创腔底部进行冲洗和抽吸。冲洗时所用的压力要适当，冬天时，冲洗液应加温至 38 ～ 39℃，冲洗后应将创腔内的剩余液体抽吸干净，然后再予换药。

（五）几种特殊伤口换药

1. 铜绿假单胞菌（绿脓杆菌）感染的伤口

铜绿假单胞菌感染的特点是脓液是淡绿色，有一种特殊的甜腥臭味，如果创面结痂，痂下积脓，有坏死组织的，要清除痂皮、脓液和坏死组织。烧伤创面早期铜绿假单胞菌感染可削痂植皮。有条件的最好采用暴露或半暴露疗法，也可用 1% ～ 2% 苯氧乙醇湿敷，或选用 0.1% 多黏菌素、0.1% 庆大霉素、1% 磺胺嘧啶银等溶液湿敷。创面小者可用 3% 醋酸、10% 水合氯醛等溶液湿敷。

2. 慢性溃疡创面

溃疡是指皮肤或黏膜组织局限性缺损，合并慢性感染，伤口不能及时愈合。

（1）病因

1）对伤口治疗不当　伤口换药不适宜，经常用刺激性的药物；引流不畅，未能及时消除伤口内坏死组织和异物。

2）局部血液循环障碍　下肢静脉曲张，静脉血液长期淤滞，使局部缺氧，营养障碍，在小腿内侧下 1/3 处产生溃疡；血栓性脉管炎及广泛瘢痕等，均易形成慢性溃疡。

3）局部特异性感染　结核、梅毒、放线菌病、孢子丝菌等感染。

4）恶性肿瘤　基底上皮细胞癌，鳞状上皮细胞癌等。

5）神经营养障碍　脊髓空洞、脊髓痨、脊髓损伤致截瘫，形成褥疮等。

（2）临床表现

不同病因所产生的溃疡形态不同，各有其特点，以下为常见类型。

1）营养不良性溃疡　呈圆形或不规则形，边缘坚硬斜坡状，其周围炎症浸润，腔底浅，积脓性分泌物。

2）结核性溃疡　大小不等，形状不一，边缘潜行不规则，周围皮肤色暗。溃疡基底部肉芽组织苍白，分泌物为淡黄色水样脓液。

3）梅毒性溃疡　多发生在小腿上 1/3 处，一般为多发性，也可能单发，由梅毒瘤破裂形成。溃疡呈圆形、无痛，边缘整齐，与基底部垂直，如凿样，肉芽组织苍白，易出血，渗出液为浆液性，有特殊臭味。

4）恶性溃疡　溃疡呈不规则形，边缘隆起并外翻，质地坚硬，基底部多高出皮肤，表面不平如菜花状，有坏死组织，极易出血，分泌物带恶臭味。

5）下肢静脉曲张淤血性溃疡　溃疡多表浅，基底凹凸不平。颜色多为苍白或淡红，边缘不规则，周围皮肤萎缩、硬化，有色素沉着，常伴水肿。

6）缺血性溃疡　为动脉供血障碍引起的溃疡。好发于四肢末端，特别是下肢，深浅不一。因缺血缺氧，溃疡以常伴剧烈疼痛为特点。受累区域动脉搏动消失，肢体发凉，抬高患肢，溃疡变苍白，患肢低垂时整个受累区域呈紫红色。

7）神经营养性溃疡　溃疡大小不一，形态各异。一般基底较深，多呈火山口状，无痛感，周围有较厚的痂皮。

（3）治疗

1）针对病因彻底治疗原发病。

2）改善局部血液循环，抬高患肢，酌情选用交感神经节封闭等。

3）正确的创面换药处理

①创面分泌物较多，可用高渗盐水湿敷。如肉芽组织过长，可以剪除或刮除，或用10%～20%硝酸银液腐蚀，并用生理盐水棉球拭净。②湿敷疗法。如创面感染重，脓液多，可先用生理盐水清洁，再选用0.02%呋喃西林、0.1%雷佛奴尔、0.1%新洁尔灭、1%～2%PVP-I胰岛素液（1000mL生理盐水加胰岛素30～40U）、含各种抗生素的生理盐水或中药液等湿敷。每天换药1次，换药方法是内层为浸有湿敷液的纱布，外层加盖油纱布，再加干纱布包扎。③浸泡疗法。每天浸泡1～2次，每次5～10分钟，常用的浸泡液有0.02%高锰酸钾溶液、0.1%新洁尔灭溶液等。浸泡后可继续湿敷疗法。④半暴露疗法。经湿敷或浸泡后的创面用单层油药纱布覆盖，进行半暴露疗法。常用的油膏药有鱼肝油软膏、鱼石脂软膏、2%聚乙烯吡酮碘软膏、链霉素软膏等。将药膏涂于纱布上，再覆盖创面。⑤生物活性敷料治疗。清洗溃疡面、消毒皮肤后，用水胶体敷料（生物活性敷料）覆盖，能明显促进溃疡面愈合。用水胶体敷料换药时，一般1～2天更换1次，或者敷料边缘湿透时更换敷料。⑥细胞生长因子治疗。创伤修复基因工程药碱性成纤维细胞生长因子（bFGF）用于治疗慢性溃疡，有明显的促愈合作用。方法是常规清洁消毒创缘，用庆大霉素生理盐水冲洗创面，擦干或拭净后，将浸有碱性成纤维细胞生长因子（贝复济）的纱布条置入创面，或将其药液直接滴于创面内，并使药液充分与创面均匀接触。再用一层凡士林纱布或磺胺嘧啶银霜纱布覆盖，常规包扎，隔日更换1次。⑦中药类。清洁消毒后，可用油膏类中药外敷创面，常用的有红油膏、生肌散、生肌玉红膏、紫花烧伤膏、湿润烧伤膏等，具有止痛，拔毒生肌，排脓去腐的作用。

（4）手术治疗

针对引起溃疡的原发病进行手术治疗，久治不愈的溃疡要手术切除，可予植皮或皮瓣覆盖，恶性溃疡应行根治术。

3. 慢性瘘管或窦道创面

这类创面一般经久不愈，换药时注意观察瘘管分泌物的性质及走行方向，由此判断与哪些器官相通，必要时可行瘘管造影，了解瘘管性质。窦道多与创口内残留异物（如缝线结）有关。首先应清除致病原因，可用刮匙搔刮或用10%硝酸银烧灼瘘管或窦道，以扩大引流，清除异物及不健康肉芽组织，促进愈合。或者在扩创引流、刮除清洗之后，用浸有碱性成纤维细胞生长因子的纱布、磺胺嘧啶锌霜剂纱条或者明胶海绵填入窦道内，可促使窦道愈合。对于较大较深的瘘管或窦道，应考虑手术治疗。

4. 植皮创面

（1）供皮区创面

①若敷料被血液浸透，可外加敷料包扎。②若术后无渗出及不良气味，一般可在术后 2 周更换敷料。③换药时，若内层敷料与创面粘贴较紧，表面干燥，不必强行揭下，仅更换外层敷料即可，3～4 周后可自动松脱。④换药后仍需适当加压包扎，以防局部淤血。⑤供皮区有感染时，应及时更换敷料。

（2）植皮区创面

①若为感染性肉芽创面的表层皮片移植，术后 3～5 天可行首次换药。②对新鲜无菌创面的表层皮片或中厚皮片移植，术后 8～10 天首次换药。③对小面积的无菌创面的全厚皮片移植，应在术后两周首次换药并拆线。④换药时若发现皮片坏死，应予剪除，若皮片成活，内层敷料与皮片粘贴较紧，且无炎性渗出时，不必强行揭去，以防将移植皮片掀起。可将松脱的敷料剪去，外加无菌敷料，适当加压包扎。

5. 破伤风创面

破伤风是破伤风杆菌经伤口侵入人体、大量繁殖并产生外毒素，引起的以全身或局部肌肉持续性收缩和阵发性抽搐为特征的一种急性特异性感染，是一种毒血症。

破伤风杆菌是一种厌氧性的革兰阳性芽孢杆菌，广泛存在于周围环境中，尤其是泥土、铁锈和人畜的粪便中，在缺氧的环境中繁殖。

正确的伤口处理是预防和治疗破伤风的重要措施，其目的是改变局部环境，使之不利于破伤风杆菌的生长和繁殖，以消除毒素的来源。破伤风创面的处理原则是早期彻底清创，清除坏死组织和异物，切开潜在腔隙，用大量的 3% 过氧化氢溶液冲洗和湿敷伤口，并经常更换敷料。伤口有脓或引流不畅者，应将伤口敞开，用 3% 过氧化氢溶液湿敷。如伤口已经愈合，一般不需进行清创。

6. 气性坏疽创面

气性坏疽（梭状芽孢杆菌性肌坏死）是一种由梭形芽孢杆菌属细菌引起的急性特异性感染。引起气性坏疽的梭形芽孢杆菌主要有产气荚膜杆菌、腐败梭状芽孢杆菌、恶性水肿杆菌、生孢子梭状芽孢杆菌、溶组织芽孢杆菌五种，均属于革兰阳性厌氧菌，广泛存在于泥土和人畜粪便中，可通过伤口进入人体，尤其是在战伤伤员存在开放性骨折、深部肌肉广泛挫裂伤、伤口有异物和伤处供血不足的情况下，更易发生。

对于创伤或手术后，伤口突然发生剧烈的"胀裂样"疼痛，局部迅速肿胀，皮肤苍白、紧张、发亮，随之变为紫红或黑色，出现水疱（内含血水），伤口分泌物恶臭，并产生泡沫，伤口周围可扪及"捻发音"，肌肉失去弹性，伴有明显的全身中毒症状者，应高度怀疑为气性坏疽，要迅速做出正确处理。伤口处理方法如下。

（1）彻底清创是预防伤后发生气性坏疽的最可靠方法。对软组织损伤严重的伤口，应彻底清创，清除坏死组织和异物，用 3% 过氧化氢溶液或 0.02% 高锰酸钾溶液充分冲洗伤口，创口一般不予一期缝合。对疑有气性坏疽的创口，应以 3% 过氧化氢或 0.02% 高锰酸钾溶液冲洗或湿敷，已缝合的创口立即拆除缝线并进行引流。

（2）气性坏疽发展迅速，一旦确诊，要立即进行手术。在病变区广泛多处切开，切除失活的肌肉组织，直到肌肉有弹性及出血为止，敞开创口，以 3% 过氧化氢溶液冲洗湿敷，并留置引流物。病情严重，危及生命者要及时行截肢术，截肢后残端不予缝合。

（3）大剂量青霉素静脉滴注及高压氧治疗。

（4）对于隔离患者，其使用过的污染的敷料要焚烧，用品器械要彻底灭菌（煮沸 1 小时以上或高温高压灭菌）。

主要参考书目

1. 李贵晨. 实用局部解剖学与手术学 [M]. 上海：上海科学普及出版社，1996.

2. 郭光金，孙大成，余汇洋. 外科应用解剖与手术学 [M]. 成都：四川科学技术出版社，2000.

3. 丁文龙，刘学政. 系统解剖学 [M].9 版. 北京：人民卫生出版社，2018.

4. 吴孟超，吴在德. 黄家驷外科学 [M].7 版. 北京：人民卫生出版社，2015.

5. 陈孝平，汪建平，赵继宗. 外科学 [M].9 版. 北京：人民卫生出版社，2018.

6. 谢建兴. 外科学 [M].5 版. 北京：中国中医药出版社，2021.

7. 姜保国，陈红. 中国医学生临床技能操作指南 [M].2 版. 北京：人民卫生出版社，2020.

8. 周荣祥，孟庆海，刘玉河. 外科学总论实习指导 [M].2 版. 北京：人民卫生出版社，2006.

9. 孙晋友. 外科学总论基本技能实习指导 [M]. 北京：中国医药科技出版社，1996.

10. 盛志勇. 手术学全集（总论卷）[M]. 北京：人民军医出版社，1996.

11. 吕德成，徐英辉，胡祥. 实用外科手术学 [M].2 版. 北京：人民卫生出版社，2018.

12. 黄志强，金锡御. 外科手术学 [M].3 版. 北京：人民卫生出版社，2005.

13. 陕声国. 实用全科医师手术图谱 [M]. 北京：科学技术出版社，2000.

14. 马跃美. 外科手术学基础 [M].2 版. 北京：人民卫生出版社，2002.

15. 谭基明. 基本外科技术 [M]. 北京：科学技术文献出版社，2000.

16. 陈孝平，陈义发. 外科手术基本操作 [M]. 北京：人民卫生出版社，2003.

17. 张启瑜. 钱礼腹部外科学 [M].2 版. 北京：人民卫生出版社，2017.

18. 陈凛. 普通外科手术技巧 [M]. 北京：科学技术文献出版社，2004.

19. 周永坤，张云杰，张毅. 临床穿刺与引流 [M]. 济南：山东科学技术出版社，2003.

20. 黎介寿，吴孟超. 普通外科手术学 [M]. 郑州：河南科学技术出版社，2022.

21. Frederick，M.Azar，James. 坎贝尔骨科手术学：创伤骨科（普及版 第 6 卷）[M].13 版. 北京：北京大学医学出版社，2017.